# 蛋生人与人生蛋

朱洗 著

新星出版社

NEW STAR PRESS

**图书在版编目（CIP）数据**

蛋生人与人生蛋/朱洗著. —北京：新星出版社，2015.3

（科普经典文库. 朱洗院士系列）

ISBN 978-7-5133-1679-8

Ⅰ.①蛋… Ⅱ.①朱… Ⅲ.①人体生理学－生长发育－普及读物　Ⅳ.①R339.3-49

中国版本图书馆CIP数据核字（2014）第308857号

## 蛋生人与人生蛋

朱　洗　著

**责任编辑**：秦千里
**特约编辑**：闫　妮
**封面设计**：曹　玲
**版式设计**：张晓庆

**出版发行**：新星出版社
**出 版 人**：谢　刚
**社　　址**：北京市西城区车公庄大街丙3号楼　　100044
**网　　址**：www.newstarpress.com
**电　　话**：010-88310888
**传　　真**：010-65270449
**法律顾问**：北京市大成律师事务所

**读者服务**：010-88310811　　service@newstarpress.com
**邮购地址**：北京市西城区车公庄大街丙3号楼　　100044

**印　　刷**：北京京都六环印刷厂
**开　　本**：910mm×1230mm　1/32
**印　　张**：6
**字　　数**：130千字
**版　　次**：2015年3月第一版　2015年3月第一次印刷
**书　　号**：ISBN 978-7-5133-1679-8
**定　　价**：25.00元

# 出版说明

　　这是一套不该被遗忘的伟大著作。原为《现代生物学丛书》第一辑，共6本：《蛋生人与人生蛋》《我们的祖先》《重女轻男》《雌雄之变》《智识的来源》《爱情的来源》，从1934年开始由文化生活出版社陆续出版，到20世纪50年代再版6次之多。

　　作者朱洗，也是一位不该被遗忘的现代著名生物学家，我国细胞学、实验胚胎学开拓者之一。他1931年从法国蒙伯利埃大学毕业，获法国国家博士学位；历任中山大学教授、北平研究院研究员、上海生物研究所主任、台湾大学动物系主任、中国科学院实验生物研究所所长。1956年当选为中国科学院学部委员，1958年当选为全国人大代表。1962年因病去世。

　　朱洗先生享有崇高的学术地位，与茅以升、华罗庚、竺可桢等齐名，但他的这套丛书却是大科学家所写的小科普读物。他从"科学教导人类"的理念出发，以极大的热情，用生动而富于文采的文字，写出了这套贯穿生物学、心理学、人类学、伦理学、哲学等多种学科的伟大著作。

　　整套书是一个完整的系统。从单细胞直到人的精神，几乎涵盖与人相关的一切生理心理现象。他从到底是蛋生鸡还是鸡生蛋这个古老话题出发，追溯和阐述了诸多问题：

最初的生物从何而来，最初的人类从何而来，人怎样从胚胎成长为人，动物何时别雌雄，人类何时分男女，为什么女重男轻，智力如何从低等动物的向光性发展到高等智慧，爱情的本质基于什么样的生理心理基础，等等，体现了作者试图从生物学的角度将人类乃至整个生物界完整剖析的宏图大愿。

台湾著名学者张之杰曾说，在科普方面，朱洗的这套丛书至今无人能出其右。这套书是根据原始文献和专书写的，这是第一等手眼，非学识极深极专，无以致此。

科普绝非小道。学术层次的高低，不决定于作品内容的深浅、读者的高下，而决定于其哲学性的多寡，能否以寻常言语说明事物的普遍原理，能否从科学出发而与人文、社会挂钩。大陆学者钟少华在《科普：中国现代化的先导》一文中说："中国近代百年的科普作品桂冠，笔者认为应献给朱洗院士。"

著名生物学家童第周曾撰文指出："有人估计自清朝末年以来，我国科学家用本国文字所写的科学书册最多的是朱先生，写通俗科普读物最多的也是朱先生。这并非过分之言。"

近些年来，一直被人们遗忘的朱洗开始重回人们的视野。著名作家叶永烈将朱洗列为古今中外最重要的百位科学家之一。他的著作入选台湾推出的"百年千书、经典必读"书单。

科学在不断进步与发展，生物学也在不断更新，这套书难免有个别观点跟不上时代。此次重版，为了保留原汁原味，文字没有改动，但对个别明显错误的观点加了注解。

# 总　序

　　求智识、求了解是人类的天性：孩子如此，老人亦如此。科学的方法原为人类所发明，用之于研究自然现象，非常准确；用之于研究人类自身，亦能解决无数的疑谜。科学的智识日积月累，科学的贡献逐渐扩大于人间。到了目前，任何一地的文明人都脱离不了科学，他们日常的生活全赖科学来维持。在过去，科学固因人类而出现；到今日，人类的生活、思想、行为与道德都受科学影响而改变——人类的一切将依科学为准绳而行事了。

　　从前，人类创造科学；今后，科学教导人类。

　　人是生物，人是动物，而属于以乳汁哺幼儿的兽类。人与动物的关系不言而喻。不论是属于形体，不论是属于思想、行为或德性，凡是见之于人类，则其根源必出于动物。所以要想研究人类，必须首先研究动物；要想明了人类上的一切，首先必须明了动物上的一切。不是用这一种穷根溯源的方法，人类的任何一个问题都得不到完满的解答。近代的科学家，所以趋向到比较的研究与综合的研究，就是这个道理。

　　我编著这一套丛书的目的，不过想把许多已知的生物智识有系统地介绍给一般的读者，作为了解人类本身的引导线。人类本身的来历，人类祖先的演进，人类思想、行为和德性的发展都是我们研究的对象。一言以蔽之：我们要分析自己，研究自己，了解自己；了解之后，还要改进自己，使人类进入合于科学、向前进化的康庄大道，而抵达于比较合理的归宿。

远在20年前，我在外国求学时，我就有了这样一个计划。但回国后，因为教书和别种专门工作的束缚，亦只能偷闲准备，作点滴的推进。自二十二年到二十四年，我写了一本《科学的生老病死观》，讨论人类的生长、营养、延寿和老死诸问题。这虽不是一部安慰人生的经典，但亦能表示目前的科学所能改善人生、安慰人生的，有些什么、是些什么。二十六年抗日战事爆发之后，我回到家乡担任过高中、初中的生物教员。我知道目前中学教科书的缺点，我体验到中学教员所希望参考的是些什么，我知道高中、初中学生所期待解决的是些什么。

中学生全是青年，身体发育旺盛，异性的生理作用与心理冲动，无可隐讳，更无可遏阻。而现有初中卫生书和高中生物学中，只以相当的篇幅说明动植物的生殖现象，而对于人类本身的生殖问题，故意秘而不宣，略而不提，这是什么道理？

有人以为欧西的中学教科书中，忽略了两性问题，我们的科学既然模仿欧西，当必随之而附和；有人以为青年学生一旦明了生殖作用之后，必然引起淫欲和早婚的流弊，败坏伦理，有伤风化，莫此为甚。

以上这两种见解正与事实相反，故的确有提出讨论的必要。凡是熟识欧西实情的人都知道欧人忽略人类生殖问题，是受宗教的影响。此种陋习久为新进科学界所诟病，今已临到不能不改革的关头了。至于我们中国的道学先生们所说的伦理的恐惧，更无必要。我们应该承认一般事物愈是隐蔽，愈是令人稀奇。对于实际存在的生殖现象，在生理卫生书上，愈是避开不提，愈是引起学生的幻想、疑问、误解与争辩，大有非达明白底蕴，决不停止追求之概！当过中学教员的人个个都能体验到对中学生痛痛快快说明生产的原因，怀孕的经过；说明少女的乳房如何能膨大，如何会有经水，如何会断经等等传种接代的常识，不但有助于生理学识的进展与普及，而且反能免去许多因幻想、误解而生出的不幸事件。本丛书第一本《蛋生人与人生蛋》就是为实现这个新见解而写成的。这亦可以说是一部通俗的人体发生学。看了这部书之后，阅者可以明白自己在母体中如何生成，自己又如何能生养后代。

看完第一本，知道了我们本体的来历与发育的阶程之后，读者的思维中，一定又要发生第二个重要的问题。这就是：我们的祖先，远古的祖先，最初的人类是如何生来的？如何演变成今日这种状态呢？这就是人类进化的大问题。在高中的"生物学"里，对于这重大问题原有专章的陈述，惜偏重理论，忽略事实，故有大大补充的必要。我在第二本《我们的祖先》中，搜集了许多容易观察的事实，根据比较和综合的方法，阐明人种进化的途径。这是一本通俗的人种发生学。

大略知道自身的来历和人种的来历之后，充满求知欲望的读者就不得不再进一步，追究生殖的底蕴。何以高等动物——人类包括在内——有两性的分别？何以在生产后代时，异性的结合诚属必要？何以单独的男女都无法完成传种接代的任务？在生殖过程中，男女的功劳是否均等，抑有差异？这类问题不仅是近代的生物学问题，诚是古今中外各方学者讨论的焦点，这简直是一种家常的问题、社会的问题和哲学的问题。我们认为值得用两本专书去讨论它。

我们将从这些问题本身发展的程序，一步一步引出种种难题，而一一予以合理的解答。这类问题相当深奥而难明，有时涉及细胞学，必须借显微镜的帮助，才能窥见生殖的根源；有时涉及化学问题。一般读者需要有较多的志愿与较大的耐心细读各章论述，始能抵达生殖的堂奥，始能明白男女异相的来因，始能估计父母对于生产子女的价值。

我们愿以《重女轻男》四字命名第三本书。我们并不想在重男轻女的现社会里，鼓起逆流的波浪，而特地为女性张目。因为这是道地的近代科学的结论：我们只有服从真理，也顾全不了传统的陋习了。我们自文化启蒙时代出发，逐步追述"重女说"（唯卵说！）和"重男说"（唯精说！）各自的论据及其争辩的要点，依次论到近代。只因近百年来科学的进步，仪器的发明，受精现象大白之后，两派的健将都各自让步，承认精卵合作为动物生产后代的基本条件。但是新近的实验结果处处又告诉我们：胎儿的主要物质预先贮藏于母体所产的卵球中；来自父亲的精虫充其量只有发动卵中的潜能，使它由潜伏状态，变成活跃状态而已。总之，男子的精虫只能比作一把开启发育大门的钥匙。最出乎意外的是这钥匙决乎不是精虫所固有的：新近多数的学者能用物理的、化学的、生理的、机械的方法替代精虫，使卵单独发育，完成所谓"处女生殖"或"单性生殖"的实验。而精虫的单性生殖的实验，至今仍是全无结果！待到这里，大家才知道所谓"重女轻男"的确有科学的根据。

第四本书题为《雌雄之变》。我们的注意点特别在于这"变"字。雌雄的区别人所共知。雌雄的决定，读过高中生物学的人都能说是因为 XY 染色体不均的关系。这类解答简单明确，且能立出方程式，写出数字来，当然应该列入教科书中，帮助学生理解异性来源的难题。所可惜的只是这类死板的程式太过简单，不能普遍应用。更可怜的是一般只看教科书的人满以为两性的难题已经获得合理的解决，将"XX"和"XY"的程式尊为决定雌雄的铁律，而信为到处都能运用！我们的观察资料是来自全部动物界，我们在陈述事实时，非但不故意避去出现的事实，而且注意观察它们的出现情况，研究它们的来因。我们知道科学上的法则，如有困难，便须修正；要有修正，才有进步。我们不避难题，不怕难题；我们要攻破难题，才能有进步的希望。我们很诚实地陈述雌雄变化的经过之后，才能站在生理的立场上，分析雌雄的来因。偶然遇到暧昧难明，而目前无可解答的事实，亦喜收集一道，记在书上，以供他日研究的题材。总之，我们感觉到两性的问题方才开始研究；过去的工作固有若干有价值的贡献，但是未来的新发展更是难以预测。不久的将来，很可希望利用注射"雄质""雌质"或别种化合物的方法，使每对夫妻获得合意的结果：要生男孩，便生男孩；要生女孩，便生女孩。这便是人力任意改变雌雄的实验达到成功的一日。

第五本书名《智识的来源》。我们根据生物向前进化，人类出自动物的原理，搜集动物界里各类最有关系的巨细事实，分别种类，整理安排，希望构成心理进化的系统，补助形体进化之不足。读者看了这书之后，会知道不但人类的形体显然是由动物的形体进化而来，即人类的思想、行为和智识亦与动物所有的互相辉映，连续而不能分离的。

多数的哲学家、心理学家，甚至于教育家都以为"心"与"物"是截然不同的，都以为思想是超于物质，绝对自由的。这种主观的判断，在科学没有发达，实验心理学没有成为专科之前，乃是可以原谅，无可厚非的。直至20世纪，心理分析的工作有如怒潮一般，涌出于各文明国的实验室中，专门著作年以数百计。心与物的界限已经打破，心理与生理已经混成一体，互为因果，已有明证。英国大学者罗素教授盛赞俄国大生理学家巴夫罗夫对于条件反射的发现之后，结论的大意是："巴氏置心于物；功绩实能与牛顿与达尔文相媲美。"（意译）新近行为主义的心理学派皆导源于此。我们应用了不少此类的新材料，证明人类思想与行为皆有深远的源流，可以由动物里追溯，可以逐步分析，将来还可以希望有合理的改造。这将成为实验的人生哲学，或实验的伦理学与实验的道德学。

人类的智识可分成二大类：一类得自先天，不学而知，或可称为"本能"；另一类得自后天，因教育而有，因教育而异。前者代代相传，少有变化；后者只以一代为限，要想继续，就非连代教育不可。我们不仅逐步分析各类动物先天的智识，而尤注意于如何增进后天的智识，这便是如何教育孩子，使成足智多能、善于建造文明的中坚分子。

最后，第六本，名为《爱情的来源》，这是前一本的续篇，其目的是补助心理进化之不足。我们站在动物学和人类学的立场上，我们不为种界、族界的成见所诱惑；我们放开目光，先行观察，再作结论。

不论是下等动物、高等动物和人类，只要他们有两性之分，有雌雄之别，则在生产后代之前，异性个体必得要互相接近，或互相交接，才能开启生产下代的大门。但是致使异性动物和男女青年乐于聚合，互相接近，完成传种接代的大业，就是"异性之爱"的关系。有些动物（我们人类本身也在内）脱离母体之后，形体仍是非常柔弱，无法适应环境，获得生存；母体的护育仍属重要。所以继"异性之爱"以后，我们又要讨论"母子之爱"了。这是最温暖、最谐乐的一段生活。大家只要细心静察母鸟、母兽和妇人爱护幼子的钟情，自能感到母爱是一种本能的表现：家庭的根基借此得以确立，族系的命脉借此得以绵延。

幼年的禽兽也如幼年的孩童们一样的，身体渐渐长成之后，即自脱离家庭，进入更大的团体与异家的伴侣相接触；有时为觅食，有时为娱乐，有时为避难，大团体的力量更应看重。在这集体生活中，最重要的一种连络物就是"朋友之爱"。这是集体的原动力，这是建造社会的基础，这也是各个幸福的泉源。

总之，没有异性之爱，子体无法孕育；没有亲子之爱，子体无法长大；没有朋友之爱，任何强有力的动物都难立足于地上，而免为严酷无情的自然环境所淘汰。这是爱情的三部曲，这是自存、存种的自然理。

# 导　言

　　最平凡、最常见的事情，有时反是最难了解的。苹果落地这一事实，谁没有见过？但在牛顿以前的人绝未有悟到地心吸力的道理。封闭的瓶内不能长久燃烛，谁不知道？但在拉发西挨的燃烧原理没有发现以前，大家都不懂得烛火熄灭是因为瓶内缺乏氧气、缺乏燃烧元素的缘故。说到切近一些，说到我们自身的来源，也是同样不大明白。谁不知道婴孩是由妇人腹中生出？谁不知道我们日常习见的家畜，如牛、狗，也由母牛、母狗生产而来？倘使有人更进一步，发一疑问：妇人、母牛、母狗怎样能诞生小孩、小牛和小狗？有些年龄较大，好奇心消失了的人，便会答复道："从来就是这样的。生就生了，养就养了，都是明明白白的事情，还有什么可疑问的？我没有空闲的时间，也没有剩余的精力，来吹毛求疵，做那些类同分裂头发一样无聊的事情！"

　　但是，好奇心较重、求知心较切的人，则另有一种见解，他们对于兽类和人类生育的问题，多少是感觉兴趣的。

　　有的人注意到雌雄性交的事实，根据若干习见的现象推定：单独的妇女也和单独的雌兽和雌鸟一样，不能生产后嗣；单独的男子也和单独的雄兽和雄鸟一样，无法传种。所以人类中间男女的接合，禽兽中间雌雄的交尾乃是传种的必要条件，毫无疑问。

但是男女接合和雌雄交尾的时候，究竟有些什么奇妙难明的作用，促成怀孕，帮助幼子的诞生呢？传说纷纭，莫衷一是！但有两件事实，凡是结过婚、养育过孩子的夫妇都能体验而知的。其一，就是妇女每月（指夏历说，即每隔28或29天）要有一次经水，由阴道流出体外，怀孕之后经水即自动停顿；其二，就是男子在性交时，要有精液流出，与牛、马正交合场中所排泄者相同。

那么，男女交合时，男子给予女人的是否只是一些乳状精液？而此精液是否就是生男生女的要因呢？倘使精液真的是生产的主要物质，那么，它为什么不能留在男子身上，使他怀孕呢？为什么这重要物质一定要在妇人体内才能发生效力呢？

说到妇人这一方面，无疑的，她是婴孩的发祥地；但是她的生殖能力，竟不如男子么？怀孕之后，月经即自行停止，这又是什么道理？真的如同一般婆娘们所说的："儿子是娘血喂大的。"那么，这营养胎儿的血是否就是每月积下的经水呢？在一般人的智识中，这便很难解答了。

至于经水和精液的来源，非但一般常人——虽然亲自生过子女的——不能了解，恐怕有些受过教育的大中学生还是莫明其妙！因为典型的教科书，对于生殖的智识，咸抱秘而不宣的态度。这不是高明的见解；这是错误的成见：在西欧，这是受了耶稣教的桎梏；在中国，则为旧礼教所束缚。近来西方新进的学者正从事于此类陋习的解放；我们中国人应否始终提倡旧道德，认为生殖器官上的东西都是猥亵龌龊，不能登大雅之堂，不足与正经人道的呢？

说到妇人月经停止后，怀孕一二月后小产下的婴孩，不但相貌殊异，而且身材又差别得厉害，更令一般产母和产婆疑惑不解。但是她们都知道"月份"愈少，则胎体亦愈微小，最小的，只有黄豆那样大的一小粒东西，混在血块之中，溜出母体之外，若不细细检视，便会在眼前溜过。这样的小人，他的手指脚趾虽未分明，但眼目已明白可辨，并且还有一条长长的尾巴：酷像兽形，不像人形，通常是不被人留意的。至于三四月后小产所得的胎儿，形状自然比较完整，人形也渐渐完具了，他们的脐带，他们的胞衣都比从前明显。所以经验丰富的产婆或产妇们都知道小孩在母体中逐日增大，手足面目口鼻和外部的生殖器等等也都是渐渐增添：由简单进于复杂，由模糊变为清晰，有如塑像家的塑像一般。但这只是粗粗的外观而已。倘问其内部的变化情形以及此类渐进的详细程序，又不是一般人所能回答的。可是这些变化过程的确是有心了解自身来源者所切盼的。

人类生殖之谜正多除出生产的起因和发育的经过以外，还有奇形异相的怪胎。有的一体两头，有的两体一头，有的有头无体，有的有体无头，有的身体两边形状不对称，形形相相，难以枚举。这又是什么缘故呢？

人类通常一胎只产一儿但间时亦有双生、三生、多生的事实。这些婴孩普通都属同性，要是男，统是男的，要是女，统是女的。但有时亦有异性的。双生婴孩的相貌或者完全相同，连手指纹和耳壳形都能全似，简直是一镜内外的两人。有时不但别人无法辨认，连他们的生母也有错认的可能！这又是待解决的难题。

总之，我们很想在这本通俗的小书上，对于一般人所最关切的生产问题，作一简单明了的答复。但是因为要求大众了解，所以对于常识方面，不能不多说一点；对于高深的学理，只有一概撇开不提。这是无可避免的缺憾，当蒙读者原谅罢。①

---

① 本书根据张作人和朱洗的《动物学》（共三本，国立编译馆出版，商务印书馆发行）所决定的，将原有的虫字分作三种写法。凡是单细胞的虫统以简写的"虫"字表之；凡是寄生的虫（属于蠕形动物者）统以"蟲"字表之，至于原来的"虫"字则用于一般多细胞的虫如昆虫之类。（本书中统一用"虫"——编者注。）

# 目　录

# 插图目录

# 第一章　生产的神秘时代

人类是教育的动物。我们的智识，得自先天——不学而知，不教而能者——少之又少，来自后天——学而后知，教而后能者——占极大的部分。关于人类的生育，关于自身来源的种种智识，若专就本能直觉所得的，简直微乎其微。但是我们决不要误解那些不懂生产的道理，不明母子在怀孕时期的关系，不解胎儿未出娘胎以前种种变化的人，就要愚蠢到不能生育孩子，不能传种接代，不配充当父母。因为交合、保胎和初浅的哺乳育儿的动作，早已成为不教而知的本能，与禽兽上所见一样：人人皆知，初无智愚之别。世上的确有多数父母，秉承本能行事，只做动物应做的动作，以传其种族。但在开化的文明社会里，他们未免要被称为可怜的落伍者了。

我们要重复地说：人类是教育的动物！没有教育，没有后天的智识，不仅求知的欲望无以满足，人生乏味，而且自身和种族都有不测之忧。生产的后天智识尤关切要。近的说，对于母子的生命有关；远的说，对于未来的种族和社会的进化又极重要。也是因为这种缘故，生产的问题早经中外明哲之士深切注意，但以医学家、生物学家和哲学家为最甚。

生产的智识，既因观察而得，学习而知。那么，我们

1

就不难想到这是过去和现在许多有心人,劳心观察,日积月累,一点一滴地凑集成功的智识。在这一类新旧淆混、真伪参错的智识中,要想一一叙述,非但为篇幅所不许,且非必要。但我们又很知道历史的重要,因为它能指示我们前人发现新学理,探求新事实的途径;它还能警惕我们勿蹈前人的误途。

现在让我们进而陈述各地各种民族对于生产问题的见解。古希腊的学者,既为西欧文明的先导,他们的思想自然特别应该注意;虽然仍染着神秘的色彩。

## 一、中国古人对于生产的见解

中国古人对于人类生产的现象,一定有过许多的观察和研究的。只因年远代湮,传说失真,附会上许多神话,乃是难免的事。单就《史记》上的记载:

殷契之母简狄,三人行浴,见玄鸟堕其卵。简狄取吞之,因孕生契。

后稷之母姜原出野,见巨人迹,心忻然说,欲践之。践之心动,如孕者。居期而生后稷。

厉王之末,发漦而观之。漦流于庭,不可除。厉王使妇人裸而噪之。漦化为玄鼋以入王后宫。后宫之童妾,既齓而遭之。既笄而孕。无夫而生褒姒。

高祖母刘媪梦与神遇,是时雷电晦冥。太公往视,见蛟龙于其上。已而有身,遂生高祖。

这一类的神话还可增加。只就这几个例子看来,也可知道中国古人对于重要人物的诞生是十分神秘的。

庄子在《寓言》上说:"青宁生马,马生人。"惠施和

2

公孙龙说："卵有毛。"这些古话，词句简短，意义隐晦，只能作为古人关心生殖问题的痕迹。倘能遍览诸子百家和古代的医书及民间的传说，我相信一定能找到许多更确实、更明晰的见解。可惜作者昧于古学，真是惭愧得很。当代的科学家倘能多多搜集，把此类自然科学的史料整理出来，得和古希腊的史料媲美争光，那是我们最希望的。

但有一事，谁也不能否认，就是在很早以前，中国古人已经知道去势（阉）的效能；知道把雄兽除去精巢（俗称肾子，又名睾丸），即除了它的生产的能性；又知道阉了的雌兽，也是终生不能繁殖。据说，这是名医华佗的发明。他是东汉时人，距今已一千七百多年，约在西历第 2 世纪的末叶。此时欧洲的学者，对于生殖器的智识，尚极幼稚；精巢和卵巢的作用还未引人注意，距确定时期尚极遥远（见下文）。华佗独具卓见，竟能用实验方法以证明之。他的功绩确实不亚于英之哈维（Harvey）和意之斯巴兰萨尼（Spallanzani）（详下文）了。

## 二、印度埃及犹太阿拉伯人对于生产的见解

在西历一千三四百年以前（即我国商朝盘庚武丁的时代），印度的法典 *Manava-Dharma-Sastra* 中，对于生产的见解已有两种互相反对的意向。一派人主张母亲好像田地，父亲是播种者。重男轻女的意味，不言而喻了。另一派人主张生产的机能，父母双方都有相当重要，他们要能合作，才会见效。至于生男生女的问题，他们的解释也是非常简明：他们以为在性交的时候，男人所给予的种子（精液）倘使比较丰富，将来生的就是男孩；反之，倘使女性的种

3

子多过男性的，将来就是女孩；最后，如遇男女双方的种子、分量完全相等，势均力敌，则其结果或为男性女性的天阉者，或为一男一女的双胎。

说到这些种子的来历，印度的古人多信为发自父母体内各器官中，并负有发生新个体的能力。倘使父母身体器官不整，或有残缺之处，此种畸形的性状，也会得由种子传给胎儿的。

古埃及人也有重男轻女的见解。他们相信男子是生殖的主因，妇人只是胎儿的给养者。在他们的宗教教条中，只许男子有祈祷和卜兆的权利；妇人被判为毫无用处的废物，因此失了一切尊敬的权利。

犹太人的 *Talmud* 法典中所载的男女生殖的见解，认为父母双方对于子女都有物质上的贡献。男子的种子就是精液；女子的种子就是经水。至于将来孩子的性别问题，则依据父母的种子，谁为先发，谁为后发而定：若男的精液先行排泄，则得男孩；女的经水先行流露，则得女孩。

可是阿拉伯人（Arabia）、利提阿人（Lydia）和泽曼人（Germania）的思想则与前者绝不相同。他们认定母亲是婴孩的唯一创造者，母系是正当的系统。


## 三、古希腊哲学家对于生产的见解


古希腊本为文物之邦，不论在哲学、文学或自然科学各方面，都有蓬勃的气象。文人学士杂说并起，彼此辩驳，不遗余力；因为当时的言论思想非常自由，故其文化进展极为迅速。关于人类生产的问题，也是议论纷纭，各持己见的——几乎每个学者，都有他个人的意见。我们在这里，

4

只择其重要者略述数例而已。

希腊有名的数学家和哲学家，彼塔哥拉（Pythagore de Samos 生于西历纪元前 6 世纪；相传"乘数表"是他的发明。）相信男子的精液是血液中之泡沫，是最有用的东西，来自液化之营养料中，与血与髓无异。妇人经期中所流出之血液，对于产生胎儿也有相当的功效；但是它的影响只能及于粗陋的部分；胎儿身上精巧的器官，还是得力于父亲的精液。子体的物质固然来自父母双方的，但是它们没有均等的价值；它们彼此不同，却有互相补足的能性。

当时还有一个少年自然科学家，名叫阿尔克密翁（Alcmeon de Crotone），他是彼塔哥拉的门徒，他第一个认定头脑是智慧动作的中心；他最早解剖人体，而发现感觉神经。他说：男子的精液不是如同当时--般人所信的，出自脊髓；这是头脑的产物，因为脑是人体中最纯洁、最精致的部分。他甚至还用实验证明自己的理论。他杀死方交接过的动物，检查其脊髓内部的结构，知道该部的体积与前相若，毫无减损的痕迹，其与外排之精液无关，盖可证明了。他研究过胎儿在母体内部生长的状态；他觉得头部为灵魂所寄托，故能提前生长。他还有一种很有科举价值的见解，就是他拿兽类和人类的婴孩所必需的母乳与鸟类胎儿所必需的蛋白相比较；他又拿动物生殖时期与植物的开花时期相比较。这是何等独到的见地呀！

巴门尼特（Parmènide，在西历纪元前 5 世纪前）也是古希腊数一数二的哲学家；他信男女都有种子。这些种子如能合作即可生产子体。他并信火热的东西一定比较高贵。他认为女子的质地比较男子温暖，故妇女每月都有血液涌出体外（月经）。他认定人类（不论男女！）右边身体总是比较温热，

5

所以男孩由右边而来，女孩由左边而发。但是他的门徒塞农（Zénon）则以妇人所泄的液状物不含生儿的种子。

挨姆培多克拉（Empédocle d'Arigente，生于西历纪元前496年）也是有名的哲学家，他对于物理学、医学和文学亦有极广博的智识。他常以诗词表达自己对于自然现象的见地。他承认宇宙万物皆由四种要素组合而成，这就是土、水、空气和火（与中国五行之说颇相类似）。但是火的地位比较前三者重要。对于男女的来源，他颇与巴门尼特同意，主张这是热度高低的关系，但他以为男子的热度较高于女子，这是和他的先辈相反的。他还说男子因为多火的缘故，所以高出女子之上；男子毛较多和色较深都是多火的结果。

挨姆培多克拉承认最初的男子产自阳光丰富的南方热地，最初的妇人乃是北方寒地的产物。男孩诞生于母体子宫之较热部分，女孩则在较冷的部分。哪一部分较热呢？他也认定右边的子宫最热，故为男孩的发祥地。以上这些理论有几分和中国古人的阴阳道理相类似。

他以为男子的精液来自全身各部。妇人也和男子一样，亦有排泄种子的事实。在孕育胎体的过程中，父母两类种子显有竞争的动作，而且此种争竞实为建造儿女不可缺少的关键：无论哪一方面单独进行，都不成功。胎儿的器官有的因父亲的精液而生，有的由母亲的精液而有。两性的情欲就是要使男女精液中不同的部分互相连络，互相接贴，以成完整无缺的新子体。但是父亲的影响毕竟比较母亲的大些；胎儿重要的器官得自父亲者较多。

挨姆培多克拉还要追究到孕育胎体的根柢上去。他认定怀孕第六到第七星期的时候，首先构成的是一张薄膜，与牛乳上面的乳皮极相似。这种胶冻状态来得很快：开始于第 36 天，终止于第 49 天。胎儿上的器官，最初发现者为心脏；最后诞生者为指甲。指甲是由皮肤变硬而成的。胎儿的呼吸始于分娩之后。生母的乳汁乃由腐化的血液变成。

提摩克利塔（Democrite，生于西历纪元前 5 世纪）是古希腊原子说学派的鼻祖，又是著名的哲学家。他希望以"种子"和"原子"的原理解释一切。不过种子身材较大，肉眼能见；原子体积太小，目不能见。在人类的种子中，实际上包合着各类器官的因素：骨、肉、静脉等等的根源皆预先潜伏于父母的种子中。

妇女也有种子，与男子的精液一样。这两类种子都能孕育子体，但只限于普遍于两性的形态；雌雄生殖器除外。因为男性的生殖器官不用说是受了父亲种子的影响而生的；女性的生殖器官，不用说是受了母亲的种子影响而有的。这样看来，提摩克利塔是主张男女均等说的，他不但承认男女在建造胎儿的过程中，互相合作，而且还以为他们有均等的贡献：生殖器当然除外。

他否认母亲子宫各部温度之高低有关于两性的变异。这和挨姆培多拉等的推想完全相反。

亚拿萨哥拉（Anaxagore de Clazomenees，西历纪元前 5 世纪）也是希腊有名的哲学家，他主张男子的精液中含有真正的生产小孩的种子；妇女只有供给承受种子之容器而已。在此种子之中，确有一切长成器官的代表。这种理论和后来的"器官预定说"很相仿佛。[①]

---

① 详见《重女轻男》一书。

希波革拉第（Hippocrate，生于纪元前 460 年前）的绰号是"医学之父"，他对于医学的贡献乃是不用说的了。他的著作真伪参错，考证确非易事，有一部分在他死后才行世的，或出自他的门徒之手。关于动物的生殖问题，他又有过比较完整的理论。他也认定雄体的精液来自身体各部：经过脊髓、肾脏、精巢，最后抵达性交的器官上。妇女也有精液，也由身体各部收集而得。父母两类种子，对于生产子体有均等的贡献。这完全是提摩克利塔的见解。

但在此类旧思想以外，希波革拉第个人还加添一种新见地。这便是每个男女另外还要分泌出两种不同的精液：一种性较强悍，属于男性的；一种性较柔弱，属于女性的。在受孕的时候，假使男人的强精液与女子的强精液互相混合，结果就产男孩；倘使男子的弱精液与妇人的弱精液互相混合，结果则得女孩。

对于双胎异性的事实，也有很巧妙的解答。他说：男女的精液不一定一次泄尽，它很可以分成若干次排出的。但是最初泄出的很像是最强悍的，可以孕育男性的子体；后泄出的，性多柔弱，只能生产女孩。

那么，倘使父母二人间，有一个只供给弱的、生女的精液，另一个只给出强的、生男的精液；它们混合之后，将有如何的结果呢？这医学之父早已预备好了他的答案。倘使父母的精液统属强健的、男性的，则其结果必生强壮有力、果敢勇为的男孩；倘使父方男性的精液和母方女性的精液结合，结果当然无法两全：男子的精液如果处于优先地位，则生男孩，但这是柔弱的男孩；在相反的情境之下，则产女孩，但这是勇敢的女孩。倘使母亲只供给男性的精液，而父亲泄出女性的精液，则其结果适与前者相反：

母方如占优势，则产柔弱的男孩（女性的男子）；父方如占优势，则产勇敢的女孩（男性的女子）。最后，倘使父母两方只是供给女性的精液，当然只能产生女孩，但这是典型的女性者——身体和性情统统是属于女性的。

总之，由父母各方所排的两类精液互相配合，可得六类子体：纯正的男子，柔弱的男子，带有女性的男子，带有男性的女子，勇敢的女子和纯正的女子（以上根据"*De Genitura*"一书①）。

胎儿怎样结成的呢？这是当时最大的疑问。

希波革拉第对这问题最有研究。他逐日观察过正在孵化的鸡卵，记其每日的变化。他觉得人的胎儿在母体子宫中的变化很可以和鸡胚在卵壳中所见互相比较。他主张妇人的种子先散播于子宫中；男人的精液注入那里，与它互相混合。这种混合物得母体之热度，便渐渐变浓，成为胶冻状态。当它热到相当程度之后。由它内部热气发出，而外方的冷气渗入（这气由母体的呼吸器中得来的）；反复循环之后，便在它的表面起了一层薄膜。此时的混合物就凝聚成圆球状态。这种精（精神之意！）气则居于此球之中央，但由它所发的东西仍是可以散布于四表的。久而久之，在这球的周围，又生出第二层薄膜；其形成的法式与第一层无异。这样的小球能阻止母体经水之外排，并以此为自己的营养料。后来在这混合体中，又生出一种整理安排的工作，使各部器官的物质齐集一起，再将它们分配到应得

---

① 此书有人疑为他的门徒所写，因其在希波革拉第死后才问世，它的内容和见解当然是这医学之父所传授的。

的位置上，……（以上根据《De Natura pueri》一书①）。

说到男女的来源，他的解释也是很巧妙的。他说男子的质地热而燥，女子的质地寒而湿。在怀孕的时候，妇人的饮食如果多水，则利于生女，如果少水，则利于生男（据"De Diaeta"一书②）。

但在胎学（Traité de la Superfétation③一书上，他说：要想得男，必在经水终止的时候与妇女接近；要想生女，必在经水将止未止的时候与妇人交合。此外在瘟疫（Epidemies）一书上，他还主张"在交合的时候，倘使男人右边精巢的精先行排出，将来必生男孩；倘使左边的精巢先行发泄，则得女孩。在男子成人的时期，倘使右边的精巢先露体外，则先生男，倘使左边的先出，则先生女。"又说："男孩发生于子宫之右边；女孩欢喜宿于子宫之左边。"（我国乡间妇女们也有同样的传说）因为这医圣认定身体右边比较有力，应该是男子的发祥地。

至于希腊大哲学家柏拉图（Platon，纪元前428—343年），乃是苏格拉底（Socrate）的门徒，亚里士多德的老师。他以为生人的胚种是神圣的精华，是一种由脊刺上流下的温和的液体。这是一些目不能见、形不外显的小动物，发自男子身上，被播于妇人的子宫之后，形状渐自修整，终于变成完整的小生物。

亚里士多德（Aristote，纪元前384—322年）的大名，谁都知道。他是古希腊最有名的圣人，博学多闻。全生有

---

① 此书有人疑为他的后人波利普（Polybe）所作。
② 有人又疑为他的后人黑罗提科斯（Hérodikos de Sélymbrie）所作。
③ 有人疑此书为他的后人利翁法纳斯（Léophanès）所作。

著作三百余种。对于生物学的研究特别出人头地。关于生殖的问题，在他的巨著《动物史》上要占三本的篇幅，其观察之精到，说理之明晰，更为后人所景仰。

他的雌雄定义就是：雄者能在别物中生产生物，雌者只能包容别物所产的生物。产生新物的种子自然发自生产的主动者，这就是男子。妇人本身不能生产种子，只能以其经水营养男子已播的子体，而助其生长发育而已。亚里士多德不仅反对希波革拉第的男女均等说，与挨姆培多克拉的父母互相补充的见解也不能完全同意。他坚持地主张，男子的精液中含合有生产最有效的要素：运动的要素、造形的要素和思想的要素。妇人只能供给胎儿以死沉沉的躯壳物质。所以父亲的影响是主动者，母亲的影响是被动者。母亲身体中固然备有构造胎儿的物质，但此物质必得父亲的刺激，然后能实现出形状来。然而此种刺激的要因不一定属于物质的，这是一种形而上的灵感，像精神一类的东西。至此，我们才知道亚里士多德主张，男子在性交时所给予女子的精液乃是一种偶然凑合的物质条件，不是生产子女的真因素。他也不信男子的精液是精巢中的产物；他信是血液中之最纯净、最清洁的东西，来自血液内部，来自消化到最后一阶段的养料中。儿童所以没有精液，这是因为他的养料全部用于生长身体了。

妇人在性交至乐时所排的液体，并不是精液，决不能和男子所排者相比较的。只有她每月所涌出的经水，才有几分接近男子精液的质性。这倒是一种有益的排泄物，但不够纯净，不够酝酿，不够提炼，充其所能，也只等于没有灵魂的精液。因此便称女子谓"不妊的男子"或"残疾的男子"或"不完整的男子"，都无不可的。亚里士多德的学说无疑的是重男轻女的学说。

胎体是怎样生成的呢？

这大学者回答道：妇人子宫每月所分泌的物质（即经水）受精液影响之后，即自结成乳皮一般的东西。这层薄皮就是新生物的出发点。但是还有一个急切的问题，就是胎儿各部器官在孕育过程中，还是一次生成的，还是陆续增添的？在亚里士多德的心目中，以为这是一个极容易解释的问题，只需简单的实地观察，即能断定胎儿各部决乎不是一下变成，乃是陆续增添，逐步形成的。一切器官最初发现外表的轮廓，以次及于颜色、硬度和质性，有如画家画像的时候，先画轮廓，后添色彩。这一意思，新近德国著名的发生学家斯培曼（Spemann）也说过："自然在发育过程中所做的，有如画家在图画上所做的……"（见他在德国夫利普大学的演讲，1933 年）。

说到雌雄的来源，亚里士多德以为在怀孕初期便已决定。男子的精液倘能完全克服女子的生殖物质，结果定生男孩；倘使不能完全制服，则产女孩。总之，他以为男性是正常的，是完全的、成功的生物；女性是悖常的、有缺点的生物。

亚里士多德不信雌雄之产生有关于子宫之冷热（挨姆培多克拉的见解）。他说：人怎能了解寒冷的动作能使胎儿获得女性的特点，而温热可以使之消失呢？他又否认男女于子宫的方向有何关系，因为他在同一部的子宫中看到不同性的双胎。他又怀疑男女之发生与父亲精液之产地（即右边的生男，左边的生女）有何关系，因为第一，他根本否认精巢是精液的发源地；第二，他说：除去动物某边的精巢，它将来仍能生产雌雄两性的子体。

说到祖性遗传，亚里士多德的确是用过一番功夫的。我们将它撮述于下。

倘使男性的精液完全占胜，女性的精液完全屈服，结果不但生出男孩，而且肖似父亲的男孩。反之，倘使父亲的精液因为某种关系完全失败，将来不但产生女孩，而且还是肖似母亲的女孩。倘使男性的精液在定性这方面的竞争失败，但是别的方面仍能站住优越的地位，将来虽是一个女儿，但其相貌肖父而不肖母。倘使父亲的精液在性这一方面虽然战胜，但在别的方面却是完全失败，将来虽产男孩，但这是肖似母亲的男孩。但在通常的情境之下，要胜，两方全胜；要败，全败；故男孩多似父亲，女孩多似母亲。

怎样解释隔代遗传——孩子肖似祖父母或外祖父母呢？

亚里士多德以为人是有历史性的生物，不是简单个体。在现代的个体中，不但有他自己的个性，而且还包含着祖先的特性。倘使男子的精液中，或在妇女的经水中，父母本体的个性活动得较少，则其祖上最近一代的特性（即祖父母的特性）必顶替其地位，而发现于孙子的身上；倘使祖父母的性质又不够活动，则其曾祖父母的特性又能顶替其地位，而发现于曾孙的身体中。但通常总是愈近本代的性质，其活动性较强，愈远则较弱。故隔代遗传究竟不是常有的现象。

亚里士多德虽主张父母在生存场中，习得的特性（如跛脚、盲目、疤痂……）可以传给子女，但他不是没有保留："通常手足残疾的父母，其所生的子体手足多能完整无缺……有人虽然看过跛脚和盲目的遗传，但这不是常有的。"

但是受亚里士多德影响最深的斯特拉顿（Straton de Lampsaque）为当时有名的自然科学家兼物理学家和医生，他并不完全赞成他的先辈的见解，他以为精液的效能全在他的物质上。他对于确定男女的问题，则与提摩克利塔同情。当时另有一个哲学家，名伊壁鸠鲁（Epicure 纪元前341—290 年），年纪较轻（但亚里士多德死时他已 20 岁），也反对亚里士多德的种子说，而与提摩克利塔同意，主张种子是小孩的灵魂和躯体的浓缩体，如制溶液用的最浓"母液"一般。妇人也和男子一样的，能产生种子。①

我们要知道亚里士多德固然是一个观察、实验和才智兼全的大学者；但是他的成就，半由自身的努力，终生探究自然的蕴妙，孜孜不倦；半由于他生于升平时代，政治安定，思想言论都得自由的关系。所以欲求学术昌明，必需有善良环境，——尤其是自由的社会环境。

我们只看亚里士多德时代——学术隆盛时代——之后，政治扰乱，社会不宁，文化学术便一落千丈，进步更谈不上。

雅典（Athènes）本来是古希腊学术的中心，但为政变所扰乱，许多学者不得安心工作，结果他们都集中到阿雷桑德利（Alexandrie）去了。但是学术的颓风仍是无可挽救。黑罗非拉（Hérophile，生于纪元前 334 年）虽然解剖过妇人的尸体，发现到妇人身上也有与男子的精巢相似的腺体（即有分泌作用的组织），位于腹部之两侧（他名为

---

① 有人常以伊壁鸠鲁为首创父母重复种子说的第一人，其实他的先辈提摩克利塔早已有此意了。

Didumos，重复之意)①；他还见到子宫两侧的管子；此管希波革拉第早已说过。

还有一个创造阿雷桑德利学派的主要人物，挨拉西斯特拉塔〔Erasistrate，纪元前 300—260 年。有人（Pline）说他是亚里士多德的孙子〕，则与亚里士多德同意认定只有男子单独产生种子，女子的经水只能营养胎体之用，也因这样，所以怀孕之后妇人的经水就不外溢了。总之，在生产这一方面，阿雷桑德利学派的意见大致与亚里士多德相同。

150 年以后，希腊著名的大诗人，自然科学家琉克莱斯，（Lucréce，纪元前 95—53 年）他以诗词传播伊壁鸠鲁的思想。他信一切的生产是由父母的种子结合而成。在父母两类种子竞争的时候，假使母方以其急骤的举动，战胜父方的势力，则其所生的孩子必然肖似母亲；在相反情境之下，则肖似父亲。倘在争竞时，父母的种子都刺激得厉害，胜负不分的时候，则生父母形态混合一起的孩子。

加利盎（Galien，131—210 年）为希腊当时名医，为生理学的鼻祖。他曾到过阿雷桑德利和古罗马各地，他与亚里士多德和苏格拉底诸大学者相距五六百年之久。他目睹当时学术衰微，不禁感慨，遂以继续他所仰慕者的遗志，以中兴学术为己任。他在当时最明显的企图，就是要想法调和亚里士多德和希波革拉第两者对于生产问题的争论。但他又不愿意专做言论思想的和解人，他要拿事实作证据，他要亲自体察自然的真象。因为当时的陋俗不许解剖人体，不得已就拿动物做他的研究的对象。他选择与人最接近的

---

① 提摩克利塔虽曾提到过，但他不一定见过。

动物——猴子——来解剖。

经过多次实地观察之后，他坚决反对亚里士多德的见地（精液非出自精巢），而信精巢确是分泌精液的器官。在雌猴里，也找到四百年前希腊医生黑罗非拉在妇人子宫两边所见的两块小东西（名 Didymes，此即真正的卵巢）。他就认为是排泄妇女精液的器官，故有"雌精巢"（Testicule femelle）之名。由雌精巢中排出的液体再由子宫两侧的管子导至子宫，然后与外来的男子的精液相混合，即能产生子女。总之，加利益的见解与希波革拉第相似，而与亚里士多德相异。

但他并不相信雌雄精液有同等价值，如希波革拉第之所信者。他以为胎体的诞生，自然有赖于雌雄种子之互助；但是雄的助力必较大于雌的。因为雌的精液不够丰富，不够温热，而且非常稀薄其不健全的状态表露无遗。这又与亚里士多德的意见相接近了。至于雄体的精液自然比较健全。但它可分为两部：一部非属物质的（名 Pneuma）为运动之要素；一部是流体的，可以代表生子的主要物质。这雄精液首先利用雌精液作它的营养物。将来胎儿体外的胎膜——尤其是尿膜——全由这雌精液变成的。

雌性的个体所以不能完全，皆因它比较雄性寒冷。妇人身体中，当然包有男子的部分，但多在内部，不露外方。也是因为缺乏温度，所以胚胎时代的器官多不敢向外突出。

雄体愈热，则雄性亦愈强盛。男子右边的精巢（因其接收比较纯净的血液，故较热），倘使比较左边的强壮有力，它便能产生男孩；倘使不如左边的，只产女孩（中国也有此类传说。其最大原因或许是缘于男子左右两个精巢的体积常常不能均等的关系）。

16

妇人子宫中的热度对于决定雌雄又不无关系。右方的子宫因为接收净血（少水），故较热于左方。此所以有时本来是生女的精液，倘使留在子宫之右角，受其温暖，结果可以变为男胎；反之，可得女胎。加利益也信男孩多生于子宫的右边，女孩多留在子宫的左边；这便是希波革拉第的意思。

关于建造胎体形状的见解，则同情于亚里士多德。他信胎儿在母体中，是一件一件逐步增添成功的。有如造船师之建船一般：首先安放龙骨，其次沿此中轴两侧添设机件……

最后，我们还要记着：加利益的结果没有违背他的志愿；他的影响在欧洲大陆上流传一千多年，仍是光辉万丈，到处引人景仰；一直到欧洲文艺复兴时代（或说文艺改革）（西历15—16世纪之间）他的令名仍能与亚里士多德并垂不朽。

## 四、古罗马学者对于生产的见解

西历纪元后初期，古罗马的学术又有相当的发达。生殖问题亦受当时学者的注意。可惜他们多受古希腊学术的影响，传述者多，新创者少，其实许多方面的话都已说过；倘不另辟新途径，另做新观察，专在故旧的立场上也很难有新奇的发明。我们只举一个比较有名的自然科学家作为代表。

普利纳（Pline，23～79年）的著作本来很多，单就他的《动物史》一书也有三十七卷。但是他的书籍多半撷取古籍，选择不严，也没有系统；哲理和事实兼收并蓄，真伪观察罗致一处。实质上的价值并不见得如何高昂，所及于后世的影响也是甚微的。

他的见解往往神秘可笑。他说老鼠互舐可以怀胎生子。又说过琉西泰尼（Lusitanie）地方的雌马朝西，受到温和的微风（Zephyr）即能怀孕，很快地就能生出小马，但其寿命短促，只有三年。他还说到白菜上的朝露能化生幼虫再由幼虫变为蝴蝶等等不经之谈。

就大体而言，他是秉承亚里士多德的遗教的一个人。他仿佛还不知道"雌精巢"早已发现；所以他仍信"妇人的经水（或说月经之血）是生殖的惟一物质；男人的种子是决定胎儿形态的要物；母亲的经血得此要物之后，渐自凝结，慢慢变成有机构的生物"。

他说雄绵羊的右方精巢，如被绳结缢住，将来即能生产雌的羔羊；倘使左边的精巢被缢，则生雄羔羊。他亦信男胎多生在子宫的右部，女胎则在左部。他亦相信父母的习得性可以传给子体。

他以为父母交接时，两方所表现的心理状态，对于将来子体之肖似父母确有关系：当急骤时所发思想能左右后来儿女的相貌。既然说到了这里，我们无妨顺便提一提从前挨姆培多克拉曾经主张，孕妇所见的油画和石像的形相，对于未来婴孩的相貌又有影响。最稀奇的是，我国目前的乡民也有类似的见解。他们以为孕妇不能看大戏，不能参观庙宇的泥像，不能视察凶恶的东西；据说，"胎气要受影响"！又说孕妇看了大火，将来孩子身体上要发生整片的红斑；见到重伤，会生怪胎……若干有智识的朋友，也信男女交接时，父母的心理会影响来日的儿童。这都是猜想之辞，毫无学理根据的。

## 五、阿拉伯中世纪的学者对于生产的见解

自从西历第 3 世纪以后，欧洲大陆上，过去一切科学的思想和研求真理的兴趣，全为天主教所毒害。当时的教廷支配一切，权力极大。它禁止人民阅读古人的名著，惩罚探究自然蕴妙的好奇者。因为它始终认定自然界的奥妙是永远认识不透的；即使被人认识了，也只有增加人类有罪的自骄心，毫无裨益之可言。这种压迫的结果，只有颂扬、穿凿、曲解、误注古圣人（亚里士多德）的著作了。这样的恶风气，在中国人看来，是不足为奇的，因为中国自从儒教得势之后，虽然没有利用严刑峻法禁人研求自然现象，但在文风方面无形中目自然科学为儒学之附庸也不如了。欧洲学术被天主教所阻害，停顿七八百年之久；中国的学术为儒学所困者达千数百年。

一直传到第 11 世纪，想到复兴科学的倒反是阿拉伯人；但在此种积重难反的宗教高压之下，成绩虽不全无，但真正中兴之日尚有待于未来。

1007 年阿布鲁·爱鲁·曼什里底（Abdul-el-madschriti）写了一本关于动物生殖的书，讨论一下动物生殖的问题，也没有什么特殊的见地得在本书中称道的。

阿维塞纳（Avicenne 或 Ibn-Snnna，980～1037 年）堪称当时医学界之王，其影响及于 17 世纪。他自以为能用各种刺激物，加于生殖器官之中，可以左右性的产生。他还以为自己能认出哪些男子会生男孩，哪些能生女孩。生男的父亲身体要强壮无病，精巢要大，精液要浓厚丰富；生男的母亲也要有勇气，要带有几分男性的才算合格。

阿拉伯有名哲学家阿弗罗厄斯（Averroes 或 Ibn-Roschd，1115～1198 年）反对亚里士多德的哲学，并否认男子的精液能刺激妇人的经水，使之由潜伏状态转为活动状态。他说：自然界中只有预藏和潜伏的力量，植物的生发能力预先藏于种子之中，动物的生发能力预先包于胎体之中。实为后世胚因预藏说（Preformation）之先导者。[①]

## 六、欧洲文艺复兴时代各方学者对于生产的见解

欧洲大陆文艺复兴之期，始自 16 世纪初叶。当时文艺复兴和宗教改革之风发轫于意大利，渐渐普及全欧。解剖尸体的禁令也不再存在。有些地方竟开设人体解剖室，研究人体结构的工作公然可以进行了。但是一般庸俗的宗教徒仍与此类新兴的风气相水火，而希望其早点灭绝！

当时有一著名解剖学家名未塞拉（André Vésal 真名 Witting Vesale；1514 年生于比国京城，死于 1564 年），他对于人体的解剖非常用功，他实能代表当时学术新兴的朝气。他于 1543 年刊布其所著的《人体解剖学》（*De humani corporis fabrica*），[②] 示明从前加利益的错误必在 200 处以上。

---

① 在这里很难找到胚因预藏说渊源。这一学说自古至今不知经过几多次的争论，仍未得到完满的解决。我们将他留待另一书（《重女轻男》）上去讨论。

② 哥白尼（Nicolas Copernie）的改革天文学的杰作，也于是年刊布，足见当时欧洲虽仍在宗教黑烟弥漫之下；但学术的怒潮已在澎湃着，大有一发而不可阻止之概！

加利盎的错误是可以原谅的，因为他只以猴子做解剖的材料。

未塞拉明白告诉我们：人类的子宫绝对不是前人所信的分成左右二部的。他并在当时所谓"雌精巢"或"女精巢"之内还找到若干颜色显明的小囊，有似于黄色的小颗粒。

未塞拉对于学术虽有极大的贡献；他亦很想代人类做好事，但他的背逆舆情的工作竟为一般信仰宗教的民众所埋怨。他们竟用凶辣的手段，诬告未塞拉解剖一个未曾全死的活人的身体。这少年学者便被官厅判了流放之罪。刑满后，在归途中，遭遇大风浪，他的船飘至希腊海中之桑泰岛（Ile de zante），终因粮绝而死。这就是当时研究新学术者的结局！

法罗普（Fallope）在 1562 年刊布他的《解剖学》（*Observatioues anatomcae*），并将未塞拉在女精巢中发现的小囊分成数类：有的藏有精液，有的是淡黄液，有的透明体。他并详细观察子宫两侧的管子（故后人名此输卵之管，曰法罗普氏管）。他觉得此管之内出口与雌精巢不相连接它们中间有一间断之处，故不信女精巢会是女精液的发源地，如加利盎和许多当代学者之所信者。

此外还有卡斯特罗（Castro 生于 1603 年），在他的著作（*De universa mulierum medicina*）上记着：女精巢中，除血管以外，还有一个小窦，包合少量类似蛋白的液体。他以为这就是女精液之贮藏所了。

总之：欧洲 17 世纪的人都信女子也有产生精液的场所，这便是精巢。巢内的小囊就是分泌女性种子的小房①。

英国哲学家培根（Bacon de Verulam，1561～1626 年）在他的《生与死》一书中，重新唤起古代的旧说，认定胎儿的诞生是因为父母两类种子互相混合的关系。鸟胚的形成得力于母方者，多于父方；在母体内居留较久的兽胚亦有同样的趋势。他并说儿子多肖似母性者（当然多得母性之助），则其生活力较大。即在人类当中，肖母的比较长

---

① 鸡蛋发育的研究——自从亚里士多德开始观察这稀罕、而又比较容易（中国庄周时代或许已有人观察过也说不定）的现象之后，一直到 16 世纪才有人重新研究。阿德罗凡提（Aldrovandi）虽然重新观察，但并无心得。他的学生科伊泰（Volcher Coiter 1534—1600 年）做了一个比较详细的记述〔参考他的《人体内外各部的原理文库》（*Externarum et internarum principalium corporis humani tabularum*，Nuremberg，1572）〕说蛋黄的中心有圆形的小点。续后巴黎萨努斯（Parisanus）也看到这小点，但他还觉得在孵化时期，此点扩大成环形。他想这圆点是由精液构成的——至少他的中心那一个更小之点是雄鸡精液的居留所，即为未来鸡胚的发祥地。

但当时最重要的著作，莫如意大利巴杜（Padoue）大学名教授腓布利塞（Fabrice d' Aquapendante）。他自鸡卵出卵巢时代研究起，逐步追究到出壳为止。他说，鸡卵在卵巢中连系成簇，形如葡萄。当时只有卵黄，没有卵白。接受了雄鸡的精液之后，它便跌出卵巢。前人所说的小圆点只是它前固着于卵巢上之小蒂而已，故今欧人将错就错，仍保存它的"小蒂"（Cicatricule）的名称。最有趣的是他主张受精的动作与感磁相仿佛。这是雄体精神作用，不是物质作用。发生鸡胚的地点不在圆点之内，而在卵白中那两条维系卵黄的卵链上。并主张这链可分成头胸腹三部。参考：（*De formation oui pennatorum*，1625）。此外他是哈维的朋友，又是老师，最初兽胚发育的图形也出于他的手作（参考：*De formato foetu*，1600；*De formatione foetus*，1604；*Opera anatomica*，1625）。

22

寿，例如那些由年龄较长的父亲与年龄较轻的母亲所生者。

比国名医黑尔蒙特（Helmont，1577～1644年）以为生产的时候，男子只能供给一种生命的精神，至于物质的精液完全仰给于女性方面。在母亲所产的物质的精液里面，混着各类人性的酵母，因此能产生各类特性；这些酵母不但具有种性，而且还有发扬个性的功能。

法国大哲学家笛卡儿（Descartes，1596～1650年）以为生命的现象也与物理的现象一样的。分析到最后，只是物质与运动两种东西为其要因。他的解释完全是机械的。

父母两类生产的种子互相混合以成子体，正如能发酵的混合物中产生发酵现象一样。各部种子先自活动，生热，再集合某处，渐自增大，形成心脏；别的器官亦能陆续诞生……四肢最后出现。

对于男女两性的发生，笛卡儿想出两种臆说：

第一种解释根据胎儿在母腹中所处的地位："倘使胎儿的颜面朝外——朝向母亲的脐部，而屁股朝内——朝向母亲的脊部，则为男孩。反过来，倘使胎儿的颜面朝内，而屁股朝外，则为女孩。这样还连带解释雄者为何最有思想，而又特别强壮：不但因为他接收了最纯净的种子，为其智慧之根源；而且还因他的脊部贴着母亲的脊部，受该部直接的给养（因为笛卡儿认定脊部是生力之主体）。那么，妇女的臀部为何特别肥大呢？他说是因为她的屁股朝外，贴在母亲的腹部，没有坚硬的阻碍，得有较好的扩展机会。

第二个解释是根据排泄物的分量立言的。倘使胎体长得很好，很强壮，则其排尿的分量必多于粪便；所以排尿的器官先开孔者都为男孩。反过来，倘使肛门先开，而尿道后开，则有液体保留于胎体之中，而先排固体物质于其外，则为女孩。最后，倘使肛门与尿道同时开凿，则为两性同体者，但不常有。

# 七、结　论

数千年过去的长时期中，既没有扩大镜、显微镜、解剖器作为研究者观察细微物象的工具，又没有比较新鲜的人胚、人尸供他们自由剖剔，还要受庸人教上、法官以及种种有形无形的道德上或精神上的迫害；然而这些困难，这些魔障究竟不能完全钳制少数求知心最热的人们向前追究他们志愿探求的目的物；他们从多方面来探索生产的疑团，大有此疑不解，工作不懈之概！劳心、费力、茹辛、受苦，甚至于幽囚、放逐都是有心揭发生命之谜的勇士们所甘心忍受的，他们不顾一切，只向未知的境域摸索前进。

只因古人所用的工具幼稚，方法过于简单，他们的观察只限于体外，故其结果类多矛盾凿枘，乃是时势所必致，情所难免的。

古人所依据的事实，大概不外是下列数种。在妇人方面，他们知道有月经，逐月循环不已；有子宫，专为孕育胎儿之用；性交时，妇人也有液体排出，与男子的精液略同；怀孕后月经停止。在男子方面，他们知道有精巢，有精液，精巢的身材左右常不完全均等。在胎体方面，他们知道有男孩女孩之分，有常胎怪胎之别；有的婴孩肖似父亲，有的肖似母亲。此外一切的人们都知道性交是生产不可少的条件；男女交合时两方都有液体泄出，他们仿佛是在子宫中互相混合的。

根据这些事实，他们得到三种基本的生殖法则，便很

24

自然地产出三种道德观念：重男轻女，重女轻男，男女并重。

关于男女的来源亦有三种说法：一派主张男女在父母两种精液混合以前便已决定。即是说：男子的精液来自右精巢者生男，来自左精巢者生女。另一派主张在混合时，男方的精液如果占优胜，则生男孩；女方的精液占优胜，则生女孩。以上两派统是注重内因的。最后还有主张子女之分性缘于外因，缘于胎体在子宫中所处的地位、温度、营养和排泄等条件而决定。以近代的眼光看来，这些学说多属猜想的结果，未曾脱离神秘的境域，而登于实验科学之堂的。

说到父母形性的遗传和怪胎的发生，更是传说纷纭，是非难断了。各方的结论来自理想者多，根据事实者少。神秘的色彩非常浓厚。

最后我信有些阅者一定要问道：读了上文之后，知道欧洲人的猜想中，有一部分——或一大部分——与目前中国一般人所信的①很相近似，这又是怎么一回事呢？是中国人受他们的影响呢？还是他们受中国人的影响呢？还是别有解释呢？

---

① 中国各地关于生产的传说，多至无数；因地而异，因时而异。每个中国人都知道一些。有信男强生男，女强生女；有信胎气坐母腹之右者生男，在左边者生女；有说双日生男，单日生女；有主张经前生男，经后生女；有说生殖与男精的冷热有关，与阴茎之倾左倾右有关……对于怪胎的解释更是传说纷纭。大概主张孕妇耳闻目见的声形色相都能影响胎气，故孕妇忌看戏，忌看火，忌看一切反常的事。有人说缺嘴与穿阴沟有关；有人说封酒坛、封酱油瓶时，若被孕妇看见，将来即成难产，必须将封处启了，才能分娩。我们知道这完全是延长分娩时间的妙法，毫无因果的关系。

我以为这不像是互相影响的。因为欧人当时专凭肉眼的观察和粗粗体验所得的智识（即上节所撮述者）与目前中国一般人们所用的方法颇相类似。根据的事实既然相同，又何怪有类似的解释呢？

在以下各章中，我们记述 17 世纪以后的学者，如何慢慢地穿破生殖之谜，如何一步一步走出神秘时代，而进入实验的领域。

# 第二章　生产的实验时代

　　要想专凭肉眼观察所得的智识和交合时男女体验而得的印象，推知生产的真相，确是没有这样容易的事。但从文艺复兴，宗教改革之后，欧洲的社会环境比较过去良好，许多生物学家渐渐脱出宗教的束缚，对于人类生殖的研究，他们自然应该随着前人已辟的道路继续迈进的。

　　向哪些方面迈进呢？

　　我想仔细看过上章的读者，自然会知道以下几点是亟待解决的。

　　第一，人类之中，有男女之分；鸟类之中，也有雌雄之别。人类在生产以前，男女的交合是必要的条件？单独的妇女是无法生产的。鸟类也属一样？没有雄鸡的母鸡，虽能继续生蛋，但此种鸡蛋永未闻它能孵化成小鸡。鸡是卵生的动物。我们很容易看到鸡卵发生的场所（卵巢），并能逐步追究它的生长次序，以及长成之后，如何离开卵巢，自由跌入体腔之中，再走入输卵管内端的喇叭口形的出口之内（开口于体腔之中），然后一层一层的裹起蛋白，包起蛋壳，终于产出体外。妇人子宫两侧也有两条管子，此管内方也有漏斗形出口开于体腔之中，妇人（或雌兽）的雌精巢的地位与此出口很近，这都是世人已知的智识。现在要进而研究的，就是妇女生殖器的结构是否能与鸟类上所见者相同？

女精巢是否和鸟类上的卵巢一样，是产卵的场所；还是肖似男人的精巢，是产精的场所？总一句话说，女精巢的作用乃是一个亟待解决的悬案。

第二，妇人有子宫，男子则无此机构。胎儿必然留在母体子宫中发育。这也是已知的智识。但是最初的胎体究竟是怎样的？他的起点及其发育的次序是否可以探究？要想答复这些疑问，非着手解剖孕妇不可。但是人类是无论如何不能供作此类牺牲的；不得已只在兽类上进行，因为它的孕育状况与人甚接近。

第三，固然知道成年的男子生殖器官中不时能排泄出一种玉白色的胶冻状的液体，有见之于遗精的时候，有见之于交合的时候。精液确是生殖的要因，乃是没有人反对的。但是精液要在如何的环境中才能生产呢？它的有效的份量和有效的时间是否可定？是否全部皆能生效，或只一部有效？如果只有一部分能够帮助生产，是哪一部？液体的部分，还是固体的部分？

总而言之，我们在这一章中，要用比较新近的方法，比较精细的观察，比较精良的工具，在这生产的难题上，作进一步的探究。我们并不希望完全解决上列各项难题（有的至今仍未完全解决）。我们只想承接前章，追溯 17 世纪中叶以后，到 19 世纪中叶各种关于生殖问题研究的潮流。这只是近世 200 年的发生史，因为我们既要偏重人类一方面，又要避免许多艰深的术语，遗漏简缩的地方，诚所难免。

## 一、由鸡蛋说到兽蛋

17 世纪上半期的学者只知道许多卵生动物的雌体能够

产卵，例如鸟卵、蛙卵、蚕卵等乃是人人常见的。在这里，谁也不能否认卵与生殖的关系——最低限度，也要承认子体的物质，几乎全部仰给于母卵的。

雌兽或妇女是否也有卵，是否也要生蛋，谁都不敢在新事实发现以前，预下断语。

英国当时著名的生理学家哈维（Willian Harvey，1578~1657 年），在他发现人体循环器之后，心劳体倦，名为退养，实则另攻一种更重大的难题，这便是动物的生产问题。他首先着手的不是艰深难明的兽类生产的现象：他从比较容易的材料上做。他重新考究鸡卵的发育；他知道腓布利塞（Fabrice）从前所认为生发小鸡的处所（在卵黄链上）完全错误。他说鸡卵上接受精液的部分非常细微即前腓布利塞所认的卵蒂（常人所谓"鸡眼"）；后来鸡胚的身体全由此点渐渐生发，渐渐增长而成。他的工作比较任何前人的都要精细。

知道了卵生动物的发育真相之后，就秉其过去的经验，从事胎生动物上的研究。因为他是当代英皇查理第一世的名医，又得皇帝所信任，所以一切研究自较方便。他借用皇家文左（Windsor）地方的花园里所养的鹿类作为研究的材料；他想借兽类上所得的智识，阐明人类本身的来源。

他先使雌鹿与雄鹿交配。续后，每过若干时日，剖其子宫，而检查其内部的合蓄物。以下是他的记录的大要。

若干雌鹿于 9 月半交尾。数日之后，剖腹细查，知其子宫之两角已经稍稍增大，已经较前增粗；子宫腔中的组织亦有改变：发现许多外突的小体。到 9 月底，这些外突体更加增大，有如小孩的乳头似的，而其顶部又分散有许许多多细小的白点。再过一月，到 10 月底或 11 月初，此时雌体也不愿与雄者同居，它欢喜孤单生活；当时子宫两角的身材反是减缩，而其内壁则格外成为膨胀状态。到11月半，整个子宫胀成一大块，有"头脑一般大"。子宫本身及其左右两角的内壁中，发现一种网状的血管系统。这些血管经过增生之后，终于结成一种囊形物，内藏白色带胶性的液体。在此液中，不久又生出第二个小囊。数天之后（11月20左右），即由此点发生有自动性的器官，这是属于循环器的。再过一日，胎儿的身体就能认识了。到第三个月，胎体之长已达两指以上。

有了这些事实，哈维就结论道：不论鸟类、兽类或甚至于人类，一切的胎体统由卵中生出。"怀孕的最初总是以卵为其出发点。"换句话说：发育的初期，胎体的起点原是非常简单。这时候未来的器官一无所有，一切都在潜伏时代。在这样的卵中，先成一种透明的、有凝结性的液状物，再由此液中发生胎体。胎体中最初发现的器官是心脏。①

但在这里，我们必需知道，哈维当时所信的兽卵，只是一小块圆球状的、未经分化的有生机物质，与目前吾人所信之卵的定义完全不同（现在我们所认的卵只是一个细胞）！

这卵自何而来呢？

哈维虽然主张通常高等动物的卵也是由祖体上生出，但信下等动物的卵亦能自然发生，由别类物质自然变成。

---

① 参考他的：*Exercitation de generatione animalium. Quibus accedunt quaedam de partu，de membranis ac humoribus uteri et de coneptione*，1651。

这种误解乃是时代的关系，无可厚非的。①

说到怀孕的真相，这位大学者完全承认是母体子宫单方面的事情，与父方毫无关系，因为他信雄体交合时所排的精液，永远也不能注入子宫之内。他亦不信前人所主张的雌精巢有排泄雌性精液的作用：它只是一些对于生产全无关系的"淋波球"而已。

那么，子宫如何能够单独孕育胎体呢？他的解释妙不可言！

他以为雄体精液对于雌体子宫的影响，有如磁铁的感磁。所以交合时候，雌体"受精"的区域，不限于某一部分，全体都受影响。但是孕育的地点则只限于子宫；因为他借子宫之怀儿胎，正如头脑之怀臆胎。所以"胎儿是子宫中之意志儿子；肖似父亲就因他的臆胎是由父亲之感应而生成的缘故"。

这样的解释在目前看来，当然是太过神秘，只有历史的价值了。但哈维工作的全部足以代表17世纪空前的杰作——尤其是他的胎体初步发育的研究，更为后起的研究兽类和人类发生学者的圭臬。

## 二、兽蛋的争论

我们上文刚说过，哈维在理论上，虽然承认兽类和人

① 所谓自然发生学说，就是相信自然界中的无机物或别种有机物能自然变成生物，即俗人所谓腐草化萤之类的谬说。现在知道它毫无科举的根据。一切生物，不论大小、高下，都有他的祖先。都由祖先所产的种子发育而成。名之曰"种子说"。（参考《我们的祖先》第一章）。

类的胎体也由卵发生，与卵生动物上所见的一样，但是这些胎生动物的蛋是否和鸡蛋一样？它们的形状、它们的结构和它们的发生地点是否相同？这都是没有十分确定的，至少还未曾做到使人信以为真的程度。

在哈维关于兽类生产的大著发表（1651）之后，意大利自然科学家斯坦孙（Nils Steensen 或 Nicolaus Sténo，1638～1686）在通常鱼类中亦发现到少数胎生的事实，鲛类（例如，鲨鱼其鳍尾可制鱼翅，为我国筵席中的上馔）是最好的代表。

鲨鱼并不如同其他鱼类一样，先将卵产于水中，然后由这自由的鱼卵发育成小鱼。鲨鱼的卵留在母鱼体内发育，与胎生动物无多大区别。它也有一种肖似兽类和人类的子宫，胎儿即留在那里发育，成形以后，由母体产出，与分娩时一样。

斯坦孙有绝大的好奇心，他更进一步研究这些胎体的来历。他剖开这样的母鱼，知其雌精巢中的确藏有卵球，而且还是人目易见、体积较大的卵球。因此他便很有权利明白宣告道：鲨鱼的胎体决不是初发现于子宫中，它是由卵中生出。这卵又自母体的生殖器中发生的。他并很果敢地根本推翻前人的雌精巢的见解，而主张胎生动物的雌精巢即是卵巢，与卵生动物无异；即在人类之中，亦非例外；前人所说的那些白色的小囊（前认为积贮女精液的场所）不是别的，只是人卵或人蛋而已。胎生动物的卵由卵巢中生成之后，进入子宫，留在那里发育成胎体。

1675 年，斯坦孙发表了他对各种兽卵的著作。[1] 他对

---

[1] 参考：*Obscrvationes anatomicae spectantes ova Viviparum*，（*Acta Hafniensia*），1675。

于鹿、豚鼠、羊、狼的卵都有简单的叙述，并示明胎生和卵生动物的发育概况完全相同。

我们大概尚能忆起从前法罗普（Fallope）证明雌精巢与通子宫左右两管之出口决不能直接相连，所以他反对雌精巢中的产物（雌精液）能抵达子宫的旧说；同样的道理，又能用于否认卵巢中的卵能抵达子宫的见解。但斯坦孙却有新的观察，足以推翻法罗普的驳论。他见到鲨鱼的卵巢及其通达子宫之输卵管之间，又有同类的漏缺不接的部分。可是事实告诉我们，那里的卵确确凿凿能通过这漏缺不接的地域，进入输卵管，而抵达子宫。事实胜过雄辩！法罗普的过虑自此打消了。

到了这一时代，大家非但不再相信雌精巢是"淋波球"，如哈维之所主张者，而且连雌精巢产生雌精液的见解也见弃于人了。雌精巢的名词自此废绝，此后都改用卵巢（Ovaire）。兽类也有卵巢，也能够产卵，一如在卵生动物上所见者。此卵将来由输卵管行至子宫，即在那里发育，作为胎儿的出发点。哈维的兽卵产自子宫之说，在斯坦孙的心目中，当然视为无稽之谈了。

这样的新见地，虽然得到当代许多解剖学家的同意（如Van Horne，Theodorus Kerckring 等），但究其实际，它的本身仍是很有许多缺点的。这些缺点还是属于事实的本身，不是理论的问题。

斯坦孙拿兽类的卵巢与鸟类和鱼类的卵巢相比较，固然有理，固然能引人听信。但在事实方面，从来没有看见兽类卵巢中那些小囊——就认是兽蛋，如何离开卵巢，如何进入输卵管，而抵达子宫。这一问题如不彻底解决，这种理论无论如何通透，始终是基础摇动的理论。这便有待于少年生物学家格拉夫的不朽的工作。

格拉夫（Regneurus de Graaf，1641～1673年）是荷兰的生理学家，思想敏锐，用功过人。他对于兽类生殖的问题特别感到兴趣。他有一本杰作①，证明一切的动物——人类也包括在内，无不由卵而来。此卵预先存在雌体的生殖腺中，即所谓卵巢中。他的最重要的贡献，不是因为他相信兽类的卵巢也能产卵，而在他能不惮艰苦，发前人之未发，拿事实来证明卵巢的确产卵的道理。

格拉夫将交合后半点钟的雌兔剖开检查，知道它的子宫两角上的组织比较平常稍红，但此时的卵巢中，未见如何变化。第二只雌兔，交配后6点钟，受到同样的检查，它的卵巢里那些玉白色的小囊已经变成淡红色了。第三只兔在交合后24小时被检查，知道它的一个卵巢中有三个小囊，另一卵巢中有五个小囊，由清湛的玉白色变为淡红的暗白色了。在另一只交配后3天的雌兔上，他见到右边卵巢中，共有三个小囊已经空无一物，而且有倾向萎烂的状态。但另一方面，这个精明细心的少年学者，在它右边的一根输卵管中，找到三个体积细小的卵球，形体与芥辣和罂粟的种子相仿佛。在左边的卵巢中发现到四个空囊；但在子宫左角的上端又发现到一个细小的卵球。

每个卵球皆有两层膜，膜内则为透光的液状物。这样的卵并不固着于子宫的壁上，只要吹一口风，便能使它移动位置。它们的体积还没有卵巢中所见的卵的十分之一。

再继续剖剔怀孕后各个时期的雌兔，格拉夫便明白兔

---

① *De mulierum organis generationi inservientibus tractatus novus，demonstrans tam homines et animalia caetera omnia，quae vivipara dicunlur，haud minus quam ouipara ab ovo originum ducre*，Leyde，1672。

卵在子宫中陆续进化的步骤。他解剖受精后 4 天的雌兔，他在某一卵巢中检到四个空囊，另一卵巢中检到三个空囊；但在相关的子宫角上，一方看到四个小卵，另一方看到三个。它们的大小如同鸟枪的细铁弹。在另一只受精后第 5 天的雌兔上，他在某一卵巢中，发见六个空囊，另一卵巢中见到四个；但在它的相关的子宫角上发现到五个卵球，另一角上只发现到一个卵球。它们的体积便有如猎枪的子弹一般大了。7 天之后，卵能增至手枪弹一般大。到第 8 天，它们便肖似一个透明的大疣，固着于子宫壁上。到第九天，这疣内充满白色的液状物，在此液体中散有许多雾状的东西。10 天之后，即发现一条虫形的胎体。待到第 12 天，兔的形状即明白显露于吾人的目前了。

经过这些合法合理的观察之后，格拉夫便由事实中抽出结论：一切胎生的雌动物也要生卵，只是这里的卵生于体内不产于体外。说到生殖的法则乃是完全一致，无分胎生与卵生的。

根据格拉夫的意思，雌雄交合之后，雄体付给雌体的精液细微难见，能渗到卵巢之内，使卵受精。受了精的卵即缩小身材（至 1/10），然后离开卵巢，走入输卵管的内口，徐徐行抵子宫。后来再在子宫中渐渐增长其体积，终于变成体胎。

格拉夫是重女轻男的。他信卵中包含有未来胎体的器官，但其形状甚为幼稚，未曾显露于外。他反对男女合作的理论，他说：父亲只有刺激的作用，儿女的物质完全来自母性的。

格拉夫的发现，在 17 世纪下半期中，确实是太轰动一时了。当时即有许多解剖学家钦佩此种基础稳固的新学说，但亦有怀着忌妒的心理，而思有以破坏者。有人竟以兽卵最初发现的主人是荷纳（Van Horne，也是荷兰的生物学家），并说格拉夫剽窃他人的发现为己有，等等讥评诬陷的语句加于这诚心诚意的少年学者。荷兰著名的发生学家斯瓦麦达姆（Swammerdam），本为荷纳的同工者，他于1672年3月间，在伦敦皇家学会里公开发表论文，控告格拉夫盗取别人的发现。他并用力争取发现兽卵的优先权。[1] 他说自己的著作固然是和荷纳同道署名发表的，但实际上，发现兽卵的工作是他一人的功绩。这话只有他能坚决判断，因为荷纳已于两年前（1670）离开人世了！

我们最悼惜的是当时那些意气的争论，匿名的文字群向格拉夫进攻，使他答辩都大感困难。[2]

我们要知道，一个少年人，又的确是亲自用了许多辛苦，发前人所未发；而其结果，非但不能受人尊敬，反蒙盗名之罪。这位少年学者，竟看不破小人的诋毁，抑郁成病，死于颜回的同样年龄，享年只有三十二岁！这是生物学界中之污点，不是时间所能洗涤净尽的。

格拉夫的生命可说是为求真理而牺牲了！但是他的工作是能长期留在人世、刻在人心的。格拉夫的研究，在他的时代，固堪称为精细周到而又准确，他在子宫里所见的兽卵也是毫无疑议的。这些卵来自卵巢那些小囊中，也像是没有多大问题。但是后人认为最不解的，就是卵的身材

---

[1] 事实上，他前有信给格拉夫，劝他早些公布兽卵的发现，免得优先的权利为该克林（Kerckring）所夺。然而格拉夫过于谨慎，不肯草草发表著作。

[2] 见他给伦敦皇家学会的信：*Partium genitalium defensio*，La Haye，1673。

的问题：为何卵巢中的卵球身材颇大，它一进入子宫中，反要缩小到只剩十分之一呢？这种现象与鸟卵、鱼卵上所见的完全不同，难道这是兽类所特有的么？总一句话说，格拉夫只解决了生产起因之一部，他的寿命太短促，他的漏缺只有希望后人来补充。然而这类补充的工作并非易事。需要150年的努力，待到19世纪上半期，才有比较确实的答复。科学的进步，就地球的历史说，已算是很快；就个人的寿命说，已是慢得可怕了！

1797年，克卢克香克（G，Cruikshank）① 也在雌兔的子宫角里，看到从前格拉夫所说的小球（卵）。但是因为这些小球的身材过小，与卵巢中的卵囊相差甚远，所以他便否认卵巢产卵的理论。

一直待到19世纪初叶，因为各种观察的仪器和专门手术的进步，对于雄性的精液已有相当的分析。当时的学者也知道精液的成分及其有效的部分：不是无生气的液状物，乃是浮游于此液体中，那些能自由运动的蝌蚪形的小动物——精虫。"惟精""惟卵"之说早就争辩不休。② 要想解决这类争论，空洞的理论，大家都知道是无益的。所以，有些学者重新研究兽卵，希望在那里找些人类生殖的真谛。

日内瓦有两个少年学者，一个是化学家，名杜马（J. B. Dumas），另一个是生理学家，名普累伏斯脱（J. L. Prévost）。他们研究了蛙类受精以后，合力向这疑难重重、久悬未决的兽卵上进攻。他们选取雌狗为研究的材料。③

---

① *Philosophical transaction*，一卷197页。
② 请参考另一书《重女轻男》。
③ Prévost et Dumas：*Annalles des Sciences naturelles*，第一集，三卷，135页，1825。

他们也在子宫角上检到细小的卵球。据说此卵的直径至多只有 1.2 毫米，至于卵巢中的卵囊（当时的人认为未出巢的卵球）直径至少要在 7.8 毫米以上。照此看来，这些小囊似乎不像是卵的本体，它们只是包藏卵球的器官而已。所以这两学者不愿意将"未出巢的卵"一名用于称呼卵巢中那些囊状体。然而他们的工作仍未完结。

他们用了许多工夫，费了极大精力，分析剐剔卵巢中的小囊。他们至少有两次解剖极大极成熟的小囊时，见到囊的内部包含着一个小球，直径不过 1 毫米，与子宫角上所见者很相似。这是第一次在卵巢中发现到一种真正卵形的东西。①

这粒小体是否是卵球？

普累伏斯脱和杜马不敢即下肯定的断语，虽然他们的心里是信以为真的。

判决的工作，要待到俄国著名发生学家封·培尔（Von Baer，1791～1876 年）才竟全工。

封·培尔的研究也是在狗上做的。有一天，他解剖雌狗卵巢中的小囊，见到其中有一粒黄色的小体，再将它拿到显微镜底下详细观察，知道它的形色与子宫角上所见的完全相同。后来，他只凭肉眼也能在卵囊中看到细小的卵球。

现在是不许人再有疑惑了！子宫里的卵的的确确是卵巢中的产物，而且这卵还是在雌雄交合之前便已生成。这

---

① 根据法国生物学家波雪（Pouchet）的意思，普吕格（Plugge）发现兽卵时在普累伏斯脱、杜马和封·培尔之前（见 *Journal complémentaire du dictionnatire des sciences médicales*，*XV* 卷）。

决不是如同前人所说的，雌体受了雄体影响之后，才在子宫中发生的。他说：一切动物，不论是雌的或是雄的，统统要经过卵的时代。雄体的精液渗入卵膜之后，使卵增生另一层膜。

说到兽卵与鸟卵互相此较，封·培尔的意见倒是很离奇的。他认定兽卵只能与鸟卵〔即卵黄，不久以前为浦尔金页（Purkinje）所发现〕内方的大细胞核（即所谓"生殖囊"）相比较。他说：母亲卵巢中的小囊就是"母卵"；在"母卵"之内，藏有"子卵"。后者是成胎的要物。这种比较当然不是真确，翌年即为科斯脱（Coste，1833）所改正。现在我们知道兽卵完全可见，和鸟卵中之卵黄（卵白是输卵管中之产物，非生物质，与卵无关）相比较，已无疑问了。但是封·培尔的错误出于他的时代，乃是无可厚非的。

总之，封·培尔的研究[1]发表之后，过去的雌精巢便变成生卵的卵巢。至于 140 年前，格拉夫及其同情者所认的藏于雌兽卵巢内部之大卵，实际上，这些只是包容细小卵球的卵囊而已。封·培尔为纪念格拉夫起见，即称卵巢中之小囊谓格拉夫氏囊（Vésicule de Graaf）。这是很应该的。

兽卵和人卵的问题足足讨论了一百多年，待到 19 世纪初期，总算是得到比较确切的解决：鸟类、鱼类也有卵巢，兽类和人类也有卵巢。鸟类、鱼类的卵生于卵巢之中，成熟后，离开卵巢，产出体外，竟其发育；兽类和人类的卵也生于卵巢之中，成熟后也离开卵巢，进入子宫中，准备长期发育。它们所差的只是身材大小的问题和在母体中停留的时间

---

[1] *De ovi mammalium et hominis genesi*（兽卵和人卵的发生），Leipzig，1872。

长短的问题，这都是次要的区别。若论动物生殖的基本法则，则胎生动物与卵生动物完全一样。卵的问题总算是得到了比较完满的解决。现在我们要追究男性的精液问题。

## 三、精液的检查

我们知道格拉夫的轰动全科学界的新发现是在 1672 年刊布的。根据这种可靠的事实，当时大部学者都倾信卵是生殖的要因，精虫只是刺激物而已。

五年之后（1677）荷兰忽然有一素不知名的学者，致函伦敦皇家学会的书记布劳克（Lord Brouncker），报告一个惊人的大发现。这个不知名的学者就是雷文虎克（Antoine de Leewenhoek，1632～1723 年）。他出身寒门，小学卒业后，即入荷兰京都某地毡商店充当伙计，以谋糊口，但稍知利用粗拙的扩大镜以鉴定布丝。后又充当门房，历 39 年未改其职。他从少年时代学得的利用扩大镜（或显微镜）的智识，偷闲研究细微的生物。细菌、草履虫、轮虫、蝌蚪尾部的血液循环，筋肉的横纹，水螅的发芽生殖法等都被他发现了。以上的报告只是其中的一部而已。这便是人类精虫的发现。

说到此种大发现的来历，的确是非常有趣的。一日，有一少年哈姆（Louis Dominicus Hamm）① 拿了一小瓶精液

---

① 通常一般人都说哈姆（Hamm 或 Ham）是大生物学家雷德（Leyde）的学生，法国自然科学家波雪（Poucbet）则以为是但泽（Dantzig）地方的医生。此外波雪还据别的事证，主张人类的精虫是加尔顿（Louis Gardin）最初发现的，但此说未得各方所赞许。

（来自一个有遗精病者）来请雷文虎克检查，因这个少年相信他自己数小时前已在这精液中看见许多能游动、有长尾的小生物。雷文虎克立即取此精液之一滴，放在显微镜底下观察，果然发现到许许多多的小生物。哈姆的观察遂被证实。

雷文虎克当时已经是很有学问的人。他知道此种发现非常重大，所以立即致函英国皇家学会报告消息，引起世人的注意。[①] 而他自己就相信这些游泳自如的小生物是造人的要因，是未来的胚胎，是人类的蝌蚪了。

意国自然科学家法利斯尼利（Vallisnieri）也怀着极大兴趣，观察这人中的小动物。他夸耀地说道："我见到了！我认识了！我以为这是真确的小虫，真之又真，确之又确的！"

英皇查理第一世也亲自来看这些奇怪的小虫。他说：每个人都能亲自看见这些人类的幼虫，"它的形状有如初生的蛙，头大，尾长，行动敏捷。"又说：谁都可以亲身接见自身每次爱情结果所泄的无量数的子裔！

观察精液，接见精虫，很快地成为科学界、哲学界中最热闹的趣事了。

精虫存在于一切男子（雄兽）的精液中成为固定不移的事实之后，各方学者对于生殖的真因又要重新考虑。"惟卵"的学说又要受到多方的攻击。父性的效果又重新被人加倍重视了。"惟卵""惟精"两说的争论，我们决计在另一书

---

① 物理学家哈特苏刻（Nicolas Hartsoeker，1656～1725 年）以为他在三年前（1674 年）已经看见精液里的小动物，因为过于稀奇，不敢公布。

（《重女轻男》）上细细陈述。现在只是先来追究精虫的作用究竟如何？未来的胎体由卵变成的，还是由精虫变成的？精虫与卵的关系究竟如何？这便要说到人工受精的问题上来了。这是意国大生理学家斯巴兰萨尼（Spallanzani，1729～1799 年）的贡献。

斯巴兰萨尼是 18 世纪最有名的学者。他对于消化作用、循环作用、生物再生问题和微生物各方都有过出人头地的贡献；他青年时代便研究过自然发生的难题。他说一切生物，不论大小，都由种子或卵发育成功，决不能随便自然化生的。后来巴斯德（Pasteur）的精确的实验，只是格外证明此理。说到个体生殖的问题，早就引起斯巴兰萨尼的兴趣，但以老年时期的贡献最大。

这位天资聪颖、精于实验分析的大学者，当时已很明白生殖难题的锁钥全在于雌雄交合时，男女所排之液体是否真的互相混合，如何混合，混合之后又当怎样演变。当时的兽卵和人卵，虽已认为存在，但因为胎生的关系，搜求不易，实验困难。不得已，他就选择蛙类作他实验和分析的材料。这最好材料，一入了老学者的手，伟大的结果就可以预料的。为了这问题，他牺牲了 2027 只田鸡或蟾蜍的性命，做了千百次以上的实验，其中有些记录，令今日的我们景仰不置，钦佩莫名的。[1]

要想示明斯巴兰萨尼的卓绝的才智，我们须得预先说一说 18 世纪末期，欧洲各处学者对于蛙类受精已有的智识。

---

[1] 参考：*Expériences Pour se vir à l' histoire de la generation*，1785，法文译本。

荷兰学者斯瓦麦达姆的大名我们已经知道的。他对于生殖问题，也算是数一数二的大学者。他早已做过此类研究，他知道蛙是体外受精的。他说起生殖时期，雄蛙抱在雌蛙背上。雌的不久就将卵子产出，雄蛙亦于此时泄出精液，使其受精〔后来罗塞尔（Roselle）亦与他同意〕。但是当时德国来比锡（Leiptzig）大学教授门齐户斯（Frederic Mentzius）仍是很固执地主张雄蛙的精液由它前足的大指中流出，再渗进雌体之胸部，由许多道路抵达卵巢，使卵得到受精的机会。

在这时候，谁也不能判断以上二说孰是孰非。因为他们都没有切实看到精液的流出、流入，一切的结果统是推想而来的。当时的人都信精液中的种子是透明的、不可见的。但谁都没有想到用实验的方法来解决它。

斯巴兰萨尼就与众不同，因为他是生理学家，他是做惯了实验的，他过去的工作可说统是实验的新结晶。他觉得单纯的观察，不经过实验与分析，决乎无法了解现象的真相的。他的实验，不会想法的人，就永想不到；想到之后，却又极简单不过。他拆开正拥抱着的雌蛙，剖开它的腹部，取出卵子，放在净水中，让它们自己去变化。结果知道：腹内的卵单独没有发育的可能。另又用油布裤将雄蛙的后部裹起，使它所产的精液，只许留在裤内，不使外泄。这些穿了油布裤的雄蛙虽与产卵的雌蛙一道，但是它们无法拥抱，在这情境之下产出的蛙卵仍是一点也不能发育。最后，还有第三组顶重要的实验，就是他拿雄蛙小裤内透明的液体，洒于通常不能发育的——来自雌体腹里——卵球之上，即见后者获得发育的能力，最后变为蝌蚪。这就是人工受精。①

此外，这位学者还知道不但雄蛙裤内的液体可使蛙卵受精，即取交合时雄蛙贮在精囊中的液体，或由榨取精巢所得的液体，都能得到同样的结果。

有了这些具有受精性质的液体以后，这实验家又计划出别的方法，推究精液中哪一部分物质为受精的要因：气体么？液体么？还是别的东西呢？

他用甲乙两个小玻璃碟子（或称表盖玻璃），在甲碟的底上放着数滴精液，在乙碟的底上放了大约 30 枚左右的卵球（在母体中取出，通常不能发育的）。这些卵子，因其外面包有黏膜，故能紧紧地胶住碟底，即令其倒悬，也不至于下坠。配备成功以后，再拿乙碟倒置于甲碟之上，使卵球恰恰悬挂于精液之上。它们很接近，但未能与其下方之液体相接，只能承受其下方精气之熏蒸。五小时之后，只见下方的水蒸气上升，凝聚卵外，成一水膜。但这样的卵仍无一点发育的希望。就是将甲乙两碟接合的边缘用水泥紧紧封起，使气体一点也不外泄，这些顾虑结果，也是徒劳无益的！

气体的接触已知无效，液体的接触事属必要。有效的因素必留于液体中，已无疑问。

斯巴兰萨尼另外还要分析精液的成分，而究其有效的

---

① 查科俾（Jacobi）于 1763 年已在一封私人的通信中，说明他早已发现鱼类人工受精的方法（将成熟的雌鱼的卵子和雄鱼的精液都挤出，混于水中，即能受精发育），而且行之已近三十年矣。又有说彼盛（Dom Pichon de I'abbaye）（据 Montgaudry）早用人工方法使鱼卵受精。据雷蓬（G·Le Bon）所说，阿拉伯人早用人工方法使马受精。

分量。

　　他先拿本来的精液，用水冲淡、冲稀，而推究其受精的效能。这也是一种上好的方法。

　　他先取三滴精液，溶于一斤的净水中。这水还不失其受精的功能。若以三滴精液，溶于22斤的净水中，这样极稀的精液仍能使少数的卵受精，而起发育！

　　倘以五滴精液，溶于一斤又十八分之二的净水中。再用细针蘸得此液，然后与卵一触即离。这样的卵仍能有完善的发育。

　　根据这种细巧的实验，斯巴兰萨尼计算出只需要10万万分之一的精液，足够使卵受精，而起发育！这样微少而又能生效的分量，便与苏合香精（Styrax）、蛇毒素和电力的分量相仿佛了！

　　此外他还知道，精液在通常温度之下，可见保存数小时不致失其受精的能性；若保存于冰箱之内，即能延长至34点钟。遇摄氏表35度的高温，只需2分钟即失其受精的效力。滤纸、纱布、棉絮之类统能阻止受精能性之通过。故滤纸以下的精液已是无用的。

　　说到这里，谁都要问，而且谁都应该问道：这受精能性的消失，是否因为精虫（当时称谓精液中之小动物）受高热所杀害，或受各种障碍物（如滤纸、棉絮等）所阻碍，不得通过的缘故呢？

　　斯巴兰萨尼用极肯定的语句否决道：不可能的！

　　他认定自己在十多年前（1771年）对于这些精液中的小生物已有深刻的研究。他认定这些小生物是属于别种动物性的生物，与生产无关。所以他便毅然决然地反对当时许多学者（如 Linné, Gronovius, Van Swieten, Lieberkühn,

Haller 等）的见解而信男子精液中的小虫不是小人；雄马精液中的小虫也不是小马。他以为自己用实验证明这些小动物与生殖无关。[①] 因此他一向是反对"惟精"说，而倾信卵为生产的基础。他看到蛙卵在受精前后身材并不增减，后来在发育过程中，整个卵质变为子体的物质，毫无遗失的部分。他认定这便是"惟卵"说的稳固的基础。他便与他的好友，日内瓦学者，菩内（Bonnet）同道建树"惟卵"说的旗帜了。

但究其实际，以上斯巴兰萨尼的研究只能给我指明一部分的事实，别的暧昧之点仍是非常多的。例如精液中的小动物既与生殖作用无关，为何能很普遍存在于一切动物的精液中呢？况且斯巴兰萨尼所依据的实验（见上面的附注）本身还是大有问题的。我们就先追究这后一点罢。

普累伏斯脱（Prévoste）和杜马（Dumas）（我们在前节研究兽卵的时候，早已提过）拿蛙类的精液经过五层重叠一起的滤纸，再取纸下的精液，使卵受精。结果知道滤过的精液便失了受精的效验。若取一部分搁在滤纸以上的物质，再溶于净水之中，这水即有受精的能性。在另一方面，他们又利用显微镜观察滤纸上和滤纸下的物质。他们觉得许多小虫都搁在滤纸上方，渗不下去；至于滤纸以下的液

---

① 他以为除去小虫的精液，仍不失其受精的能性，唯其所用方法不甚可靠！他说自己曾在显微镜的载玻片上，置一滴蛙的精液。开始时，这些小虫到处乱游乱溜。不久液体渐渐蒸发，小虫即集于水滴之中部，边缘杳无它们的形迹。若以细针在这边部取此无虫之液，也能使卵受精。他并明白宣告道："研究人类精液中之小虫，或别类动物精液中之小虫，我都有极悠久的经验。这类工作虽要极端留心，但我信自己是不会错误的。我这许多实验结果证明雷文虎克及其同志们的学说（惟精说）是完全无据的。"

体，清湛异常，毫无小虫之形迹。这些小虫有关受精的现象已经稍能使人置信了。

但还有一种令人怀疑的事实，即小虫数目太多，动即数十百万，而卵的数目太少。一卵之受精和发育是否需要千百万以上的精虫呢？

普累伏斯脱和杜马想法解决这一当前的难题，他在显微镜底下选出225条小虫，并使它们与380个卵子相混合。结果，只有61个卵得到受精，完善发育。

这样一来，每卵受精，好似无需多量小虫，后者的动作好像能够单独进行，不像团体进攻的。又好像每个卵只需极少数的小虫——或许只要一条即能开始发育，也未可必。

小虫是否一定要进入卵中，才能生效呢？

普累伏斯脱和杜马都是如此相信的。他们并和罗隆陀（Rolando）同意，主张精虫进入卵中，作为构成来日胎体神经系的起点。借此又能解释父性的遗传。

这样的说法又有近于玄妙了，但亦可以原谅的，因为在这时候，谁也没有看见精虫入卵的过程以及它在胎体发育初期所表的现象。这只有等待新研究来解答了。下文就要说到雌雄生殖细胞（卵和精虫）精密的结合，这便是受精的现象。


## 四、受精的真谛

在17世纪到18世纪初期，"惟精""惟卵"之说争闹不休的时候，在生物学界中，另外发现了一条新的研究道路，一门新的科学，它对于生殖主题有直接的关系，这便是细胞学①。根据细胞学的结果，一切生物不论体形大小，不论植物动物，统统是由细胞构成。生物离不了细胞，好比我们的生命离不了身体一样。所以有人说：细胞是生物的形态和生理的单位②，生物的营养即是细胞的营养，生物的生长即是细胞的生长（或增生），生物的生殖即是细胞的生殖，生物的衰老即是细胞的衰老，生物的死亡即是细胞的死亡。这是19世纪上半期（1838～1839）诞生的

———————

① 发现细胞的史略——17世纪中期（1665）英国物理学家胡克（Robert Hooke），在他亲自制造成功的显微镜之下，观察一薄片木栓质（即软木寒质），知道这是由许多小房似的小腔彼此胶接堆砌而成；他当时无以名之，便称之谓小房（Little box）。中国人译作细胞。续后经过许多学者（如 Nehemia Grew，1672；Marcello Malpighi，1675）的研究，又阐明不但木栓质如此，所有动植物的身体都由这些小房，或小囊组合而成。到了19世纪初期，法国生物学家丢特罗舍（Dutrochet，1824）已认各个细胞有独立自营的能性。不久，英国学者布郎（Robert Brown，1831）在细胞内部，又发现到一粒圆形的小体，形如果子中之果核，遂名曰细胞核（Fontana 早已见过，但未留意其重要性）。数年后，丢查丹（Dujardin，1835）特别留心研究细胞内部的胶冻状物质；他以为这是表现生命的主体，特名之曰"肉质"（Sarcode）。浦尔金页（Purkinje，1840）继名之谓原形质（Protoplasma），再经摩尔（Hugo Mohl，1864）引用，便成定词了。什来顿（Schleiden，1838）和什凡（Schwann，1839）等的精密的研究，再经翁革（Unger）、纳该利（Nügeli）、雷马克（Remak）、微尔叔（Virchow）等的阐发和补充，细胞的研究就成为专门学科，且为近代生物学上基本的学科。

② 这一单位形体极细小，非肉眼所能见。所以他的发现必在显微镜发明以后。至少要放大四五百倍才能看见我们血中的血球和精虫及别类细胞。一毫米立方的血液中，能含血球400万以上。通常的人体中约有6万亿个细胞，其数之多，其体之小，可想而知了。

48

一种新理论，名曰细胞理论（Théorie cellulaire）。（据什来顿和什凡）。

知道了细胞的梗概，我们就应当言归正传了。我们首先要问：精虫是不是细胞？卵是不是细胞？

细胞理论的鼻祖什凡第一个拿卵和细胞相比较。后来许多学者（如 Gegenbaur，Kölliker 和 Reichert 等）只是继续这一理论，细细寻觅胎儿最初发育的出发点。他们的结论就是：一切胎儿身体上的细胞无不由最初那粒球形的小体渐次分裂而成，这粒小体便是卵或称卵细胞。

封·培尔所发现的兽卵（和人卵）也是一个细胞；在它的内部，科斯脱（Coste，1833）还发现到细胞核；发格纳（Wagner，1836）还说核中另有一更小的小粒，此即核仁。只是这一细胞的身材比较一般的细胞巨大些就是了。因为它的内部装有不少的干粮，供给来日胎儿的需要，这几乎是一切卵细胞的公有性。它们身材特别巨大是可以了解的。

至于雄体精液中那些活动的小虫，则请读者稍待一下，下文即有明确的答复。

德国大发生学家该利克（Kölliker，1841）[1] 用细胞学的方法，精研各类动物精虫的来历。他觉得精虫与精液是两件东西，它们的来历并不一样。有些动物只有精虫而无精液（如水螅）。他的结论就是精虫原由雄体精巢内部的母细胞，经过特殊的变化而后成功。这不是什么外来的寄生

---

[1] 参考 *Beiträge zur Kenntniss der Geschlechts Verhätniss und der Samenflüssigkeit Wirbelloser Thiere* 及其他，Berlin，1841—*Bildung der Samenfäden in Bläschen* 1741。

物，如前人的谬论所主张者，这的确①是雄体本有的细胞，既经变形的细胞而已。经过这次确切的研究以后，"精虫"的名称就正式成立了。

研究的新道路一经开辟，继续迈进，自较容易。

什准革—赛德尔（Schweigger-Seidel，1865）和拉发来脱（La Valette，1885～1887年）等觉得精虫身体可分三部：头部、中节和尾部。后一学者并认定只有头部是由细胞核转变而来，其余各部皆属核外物质中的产物。这样一来，精虫来源的问题又算是有了相当的解决了。

总之，直到1870年左右，大家才开始认清一切的卵——不论是人卵、兽卵、鸟卵或蛙卵——统属细胞，这细胞内部多少装着一些养分，形圆体大，不能自由行动。这细胞受精后，经过分裂，全部物质分成更小的细胞，构成未来胎体。所以卵是建造胎儿的基石。至于精虫，它的身材非常细小，即连合几百万，有时还比不上卵的。它们细长如虫，有头有尾，能在液体中游动自如。这也是人所公认的了。

卵由母亲的卵巢中产出，精虫由父亲的精巢中形成。前者的身材比较后者确实大得可怕，它们的对比有如小皮球与绣花针。这一大一小的东西，怎样能够合作？怎样能够生产？男女交合，大家都知道是生产的必要条件；但在交合之后，精虫怎样能使卵起分裂？还是精虫向卵进攻，甚至进入

_____

① 精虫（Spermatozoïde）一名是1837年法国大动物专家居维埃（Cuvier）的同事丢发内（Duverney）创造的（*Cours du collège de France*，20 *fascicule* P. 48.），但是"*Spermatozoaire*"（亦精虫之意）是封培尔首创的（1827）；至于"*Spermie*"（精虫之意）则为与挨巴黑（Auerbach）和伐尔代贤（Waldeyer）所设的名词。

50

卵内，为卵所并吞，先做了爱情的牺牲者？抑是它仍留在卵外，只以尖锐之头部叩刺卵体，使这笨大、愚拙的细胞受到外来的槌击，自己觉醒，自己分裂，自己起来建造后代的根基呢？倘使精虫入卵为生殖必要的条件，那么，它是否需要许多帮手，抑亦单枪匹马就能奏效呢？进去之后，又当怎样？它是全部溶化了，还是能够继续生存呢？

当时，对于此类问题最有造诣的学者要算该利克、赖爱赫（Reichert）和雷马克。他们都主张精虫不进入卵中，只是留在卵外，将其有益于生殖的效能传递给卵，如同门外的邮差递信一般。这里的动作，有如发酵的动作。反过来，发格纳则以为精虫必然进入卵中，他还向上列各学者提出质问：精虫若只有简单的发酵作用，父亲的性质如何能传给子体呢？

要想揭破受精的大谜，要想明白雌雄生殖细胞接合的真相，非但不能在人类上，而且不能在一切体内受精的动物上，从事研究，因为这里一切的变化，在雌体内部实现，观察比较困难——尤其是开端的时候，应该选择比较容易的材料，作为初次研究的对象。

我们已经知道意大利大生理学家斯巴兰萨尼先得到蛙类的好材料，做了人工受精的研究，阐明不少前人未知的真理，为生殖的难题开辟出新的蹊径。

现在要算德国的大发生学家赫泰维格（Os. Hertwig）[①]，他不再以蛙卵为观察受精现象的材料，因为蛙卵颜色暗黑，卵质不透明，卵体又甚大，尤不适宜于生活时代的观察。

---

① 参考：*Beiträge zus Kenntniss der Bildung，Befuchtung und Theilung des Thierischen Eies*。（*Morphol. Jahrb.*，第一卷，*1875*。）

他另外拣选卵体微小，卵质透明，使受精的现象得行于观察者的眼前。这样的材料终于被发现了。这是到处海边常见的一种无头无尾、身体遍装硬刺的小动物，它的形状有如蜷伏的刺猬和成熟而尚未绽裂的栗实，这便是海胆。雌海胆有五条三角柱形的卵巢，色红，味美，海边居民常见此为食用，其味有过于鱼卵，且可生食。这些话无非是表示良好的学术材料不一定如何难找，正所谓踏破铁鞋无寻处，得来全不费工夫！

在生产的时期（春夏二季），只要剖开雌雄个体，由雌体卵巢中取出一部分的卵球，由雄体精集中也取一二滴精液，再使它们在海水中互相混合。此后只要有三四百倍的显微镜，便能看见一切两性结合的真相。现在且看赫泰维格的记述罢。

他说：精液与卵混合之后，即能在显微镜之下看到许多精虫，游到卵的四周；其中有一个先与卵的外膜相接触，该部卵膜立即发现一个乳头状小突起。精虫头部都由此突进入卵中。接着卵外遂即发现一层外膜，名曰"受精膜"。别的精虫便无法陆续进入了。精虫入卵的部分通常只限于头部和中间节；尾巴只能留于卵膜之外，即成残物。这头部进到卵的原形质中，渐自吸收液体而膨胀其体积，不久变为一个细胞核。同时，在这头的四周又发现一个光芒四射的胶冻体，名曰"精虫星光"。待到 20 分钟之后，这精虫星光经过大大发展以后，开始退化。精虫的细胞核便渐渐与卵的细胞核互相贴接。不久完全合成一体。此时即发现两个成对的星光，作为第一次卵细胞分裂的向导。这个初由精虫和卵的细胞核合并成的合核，便成为胎体最初的细胞核；它在卵第一次分裂时也要分成两个，不久卵体便

52

分割成两个细胞。第一次分裂以后，即有第二次、第三次……的分裂陆续发现。数小时后，便将原来的卵质，如同切西瓜似的，先纵，后横，切裂成许多小球；它们仍能胶集一处，成为最初的胎体。七八点钟之后，这种的囊形的胎体便能离开卵膜，自己游动了。

这段记述虽极简单，但他的贡献乃是极端重大的。赫泰维格以为受精的主要动作就是精虫的细胞核和卵的细胞核的结合。一切生物的出发点，不但要有父母两个生殖细胞，而且更重要的，还要有两个均等的雌雄细胞核。这大学者还根据他的新发现而解说道：不是精虫使卵受精（一般人都如此说），也不是卵使精虫受精，这是一种相互的动作。

无怪鼎鼎大名的赫克尔（Hæckel），他站在老师的地位（他是赫泰维格的先生），用锋利情趣的笔调写道："有性生殖的最难解决的大谜，已由很简明的方法得到解决！灵魂界中妙不可言的爱情的难题，现在已由最实地的形式剖白无遗了。"

披荆斩棘，新开道路的工作，当然比较困难。有了门路之后，继续迈进自较容易。在赫泰维格之后，有许许多多的学者，在各方面的材料上，研究同一类的问题。他们工作的结果，将以上的话愈加证实。兽类上的研究也有人做过，所得结果与下等动物上所见的没有多大区别，留待下章再述。

## 五、结 论

男女的结合，两性的生殖，不用说是古今中外人士所最关切的。足足经过了二百多年功夫，费了无限的精力，才得到解答，且是一个极简单明了的解答！

现在我们知道"惟卵""惟精"两种学说都有一部分的真理——但只有一部分的真理！因为胎儿的身体是由父母两类生殖细胞互相结合而成。父母各需供给一部分有机的物质；每个祖先都需供给他的生殖的因素（Leibniz之言）。儿女是由父母合力而成。我们的身体的确有重复的来源：无论哪一器官，甚至无论哪一细胞和细胞核中，都含有一部分来自父亲，一部分来自母亲的物质。这是父母与子女中间不可除抹不能分离的物理的关系。它的重要性远过于浮动的亲子间的情感。

# 第三章　蛋生人

上面两章文字，虽然未免说得太简略、太粗浅一点，但是我想大致足能使一般阅者，明白前人对于生产问题的努力及其所得的结果为如何了。

研究生殖的问题，人类本身当然不是很好的材料。同群同种者的生命自然比较宝贵。这是同类自私的心理，受了法令和习俗所保障，无法打破，且多数人还认为是不应该打破的。所以人类诞生的经过，虽为一般人所关切，但事实上难得有研究的机会，故暧昧之处仍属众多。这无疑的是一种矛盾，但是无法避免的矛盾！

妇人也要生蛋，每月一枚，随经水溜出，已是没有问题。男子蕴蓄精液，在交接时，任性排出也是没有问题。这里最难观察的，就是人卵的受精及其初期发育的现象。根据许多直接或间接的推测，人类受精的动作大概在妇人输卵管中进行；人卵的初步的分裂，大概在受精后立即开始。目前的科学家既不能效法商纣的暴行，在交合后，"刳剔孕妇"，搜检人卵，而观察其变化；又没有别种合乎人道的方法，能达到同样的目的。所以这一类的缺憾，在积极方面乃是无法挽救的。在消极方面，目前的发生学家只有希望在小产场合①，或在偶然受伤致死的孕妇中，或在因病被割的子宫中，得到一点半死不活、常常腐败变形的人卵，作为研究的资料。这样的研究是永远也不会彻底的。人体初步发育的详情，恐怕再等待数十百年，仍是无法明白。至于发育比较前进的人胎，自然容易收集，研究材料并不缺乏。

在这样的情形底下，我们到不得已时，只有拿兽类发育初期的事实，代表人类。这不算是冒充，这是补缺而已。高明的读者是能够原谅的。

## 一、人的精虫

成年的男子，一年四季，不问寒暑燥湿，都能生产精虫。精虫的发源地是在精巢的内部那些屈曲的细管中（详见第五章，"精巢"）。变成之后即由许多小管道至输精管，而积贮于贮精囊中。待到性欲强盛时，即能混着别种排泄物（容后再论）排出体外，即所谓精液。强壮的男子，每次性交所排精液之量，约在 $2 \sim 3$ 立方厘米；精虫的总数约在 $2 \sim 3$ 亿以上②；为便利记忆起见，我们可以承认男子每次泄精，所丧失的精虫等于中国人口总数二分之一。在理

---

① 小产本来是最伤心而且最危险的事情，有时不但子体天殇，连母体亦有因流血过多（血崩）或胎盘上的残遗物不能净除，以致身体中毒，酿成产后重症。中西医都发明有安胎、保胎的药物（多半是停止子宫过分收缩的），希望治疗小产的病苦。但在这里我们要知道：有许多小产是因为胎儿缘某种原因早经死亡，虽有良药亦无安胎之可能；而且事实上，还应促其早出，不应保留此腐物于母体之中，致生不测之后患。

② 有人计算过，每 1 立方毫米的精液能含 10 万条精虫。

论上，每个精虫，倘使都能遇到人卵，即能产生一个孩子。那不是每次排泄出的精液，即有 2 亿以上的人种死于非命么？无怪美国大原生物学家贞牢斯（Jennings）说道："最凄惨的摧残生命的动作，莫如杀害这无量数具有发育潜势力的小生物！"

精虫的身躯虽属细小，然其内部却复杂得可观。精虫形状细长。前端比较粗大，可称之为头部；后端细尖，可称之为尾部。头部与尾部之间，还有一个段落，形状结构都与前后两部有异，特名之为中间节。

倘能细细观察，则知其头部甚扁（宽 4 微米，厚 1～2 微米），有似网球拍子。精虫全长为 50 微米①，头占十分之一：约 5 微米。头之前方戴有一顶深长的帽子，名曰精冠。精冠是精虫入卵时的开路先锋，故其作用不应忽略。至于精冠内部和后方真正的头部，则全由细胞核中的物质构成。这是最重要的部分，父性的遗传物质几全包藏于其中。受精场中父性的细胞核亦由这一部分的核质膨胀而成的。头后则有一细腰部分，亦即中间节的前部，人们名之曰颈。颈的前方有一小板，原由前中心体构成；后方又有一小板，由后中心体之前半部所构成；至于它的后半部，则组成环形，位于中间节与尾部的界线上。颈部之后，结构更形繁杂。前中心体之后有一丝条，名曰中轴丝，不但纵贯中间节，而且通至尾部全长，直达末端，伸成细丝而谓尾丝。中间节还有一条螺旋形的丝条绕于该部中轴丝之外方，名曰螺旋丝。这螺旋丝的外方，还包有一层混着颗粒的原形质，名曰线粒体鞘。至于尾部的结构，便简单化了：中轴

---

① 1 微米（Micron = u）等于千分之一毫米（Millimètre）。

丝外面包有一薄层原形质，名曰尾鞘。这层原形质鞘实际上并不限于尾部，它一直包到中间节和整个的头部。这便是最初生产精虫的母细胞的核外原形质丧失后，遗留下的纪念物。这便是精虫结构的概略。阅者看了第一幅第一图之后，便能明白。精虫在精巢和副睾丸的前部息伏不动，待到了副睾丸的后部和输精管中，就开始运动了。精虫游行的时候，头部忽而倾左，忽而倾右，所以行程老是螺旋状的。它的进行速率每秒钟约60微米，等于它的全长，稍有过之。每小时可行216毫米；一天不停可走15市尺以上的路程。精虫的行动，亦能因外物的影响而增减：如遇微带咸性的液体、精液、蛋白质溶液等，则其速度增进；男子摄护腺中之排泄物和妇人子宫腺的分泌物，亦有利其进行。反之，一切酸性的液体（如醋）和尿等很易杀死它们。精虫死后，它的尾部常弯向头部，接成圆环。

最后，我们不要忘却精虫是一种特殊变化的细胞。它本身几乎已经停止营养了的；它游动时全依昔日贮蓄的潜能。故精虫行动愈自由，愈迅速，则其能力的消耗亦愈快，生活的时间愈短。若有许多个体挤在一处不能动弹，能力消费较慢，寿命亦能比较延长。

说到精虫离开男子之后，在妇女身体中所有的寿命究有多少。这是一个不容易解决的问题。但是我们首先要知道精虫的活动性与受精性是两件事情。通常受精的能性消失得较早：能活动者不一定即能进入卵中，促成发育。

有人研究过兔的精虫，在雄兔本身的输精管里，可以保持48天，而不失其受精的能性；但在雌体中，只经过30小时，即无受精之可能了。鼠类也有同样的趋势。但是蝙蝠每逢秋季雌雄交尾。雄的精虫能在雌体中度过严冬，至

58

翌春使卵受精而生子。至于下等动物，如蚂蚁蜜蜂等终生只是交尾一次。雌体在这次交合场中所接受的精虫足供多年之用。

至于人类的精虫，有人说它们能离开男子身体，在适宜的环境中生活14天。有人说在妇人子宫中亦能有同等的寿命。但实际上，在交合后两星期以上的妇人子宫或输卵管中，所找到的生活的精虫为数极少，大多数早已死灭。①根据一般专家的见解，精虫的受精性只能在妇人身体中保持1~3天之久（Mall，1918；Grosser，1927）。

## 二、人的卵球

成年的妇女每月（28~29天）产卵一枚（间时亦有更多的），倘使未曾得到受精的机会，便连同经水排出体外。倘使它受了精，便在母体子宫中发育。人卵的身材比起鸟卵，自然微小之又微小；但在兽类里面，亦算是很大的了。倘与人体中一般的细胞相比较；那么它可以说是特大的细胞了。人卵形如圆球，颜色暗淡，如能特别留意，即肉眼亦能见其存在：宛如一粒细砂。生活时代的直径约0.13~0.14毫米（Hartman，1929）。说起人卵内部的结构，它的几近中央之处有一卵核；核中除染色体外，还有一粒很明显的核仁。核外的原形质又可分作内外二层：内层色较深，装有许多营养物的颗粒，如脂肪球等；外部则为此较纯净

---

① 西姆斯（Sims）在交合后8天的妇人子宫颈上，尚见有非常活动的精虫。柏西（Percy）、俄斯曼（Haussmann）、菩西（Bossi）、丢尔孙（Duhrssen）等以为男子的精虫可在妇人子宫和输卵管中生活8~22天。

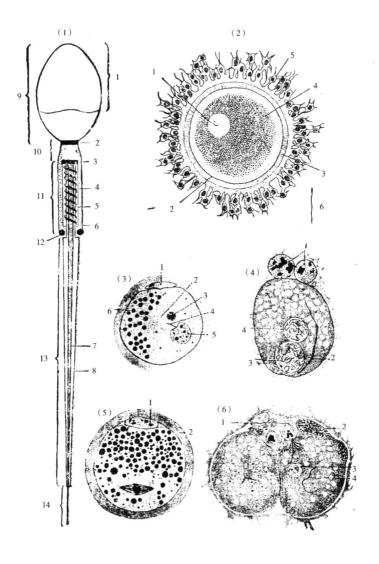

插图第一幅

# 插图第一幅图解（图1~6）

这一幅图表示人类的精虫和卵的形态及兽卵受精的现象。

## 人的生殖细胞的形态

1. 人类精虫极度放大模式图：1. 精冠；2. 前中心体；3. 后中心体（前部）；4. 螺旋丝；5. 中间节丝之外鞘；6. 线粒体鞘；7. 中轴丝；8. 尾鞘；9. 精虫之头部；10. 精虫之颈部；11. 中间节；12. 环形体（即后中心之后部）；13. 精虫之尾部；14. 末丝（录自 Meves）。

2. 成长的人卵放大200倍的形态：1. 卵中之细胞核；2. 卵之内膜；3. 卵外之放射区；4. 卵之内层原形质，含有许多营养物的颗粒；5. 放射被，即卵外之附属细胞。卵之左侧下方有一精虫6. 也放大200倍，以资比较（录自 Waldeyer）。

## 豚鼠的受精状态（能代表人的受精状态）

3. 精虫入卵后的状态：1. 极体；2. 精虫星光；3. 由精虫头部胀成的雄性原核；4，精虫的尾巴；5. 卵的细胞核（即雌性原核）；6. 卵中之营养球（录自 H. Lams）。

4. 同上，较前进的状态：1. 极体；2. 精虫之尾巴；3. 雄性原核；4. 雄性原核。这两核已胶接一起，行将合并为一（录自

H. Lams）。

5. 同上，第一次卵的分裂开始时的状态：1. 极体；2. 卵外之放射区；中部已有第一次分裂中期的纺锤体；此时雌雄细胞核早已合并。受精的动作已算完结（录自 H. Lams）。

6. 发育开始的相貌，两个细胞时期：1. 极体；2. 行将外排的卵内营养物；3. 细胞核；4. 精虫的残余尾巴（录自 H. Lams）。

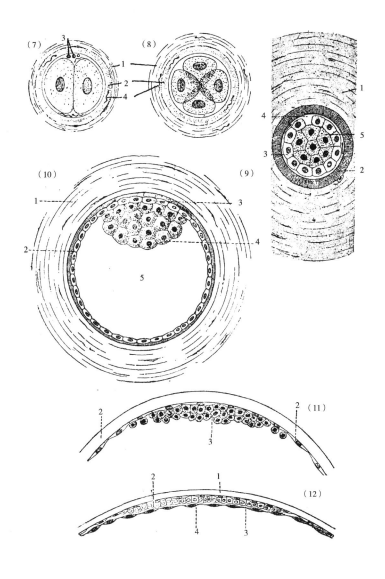

插图第二幅

# 插图第二幅图解（图7~12）

这一幅图表示兔卵分裂现象及其初步发育状态（人卵上所有情形料想必与此大同小异。）

7. 兔卵最初发育的状态，两个细胞的时期（雌体受精后21小时）：1. 卵外之蛋白质层；2. 卵外之放射区；3. 极体；4. 剩余的精虫（放大120倍）（录自 Tourneux）。

8. 同上，四个细胞的时期（雌体受精后29小时）：一切同上，但蛋白质层愈见增厚（放大120倍）（录自 Tourneux）。

9. 同上，雌体受精后75小时的胎体，此时方进入子宫壁中的状态：1. 蛋白质层只顾增厚（只画上一部）；2. 卵外之放射区；3. 胚之外层细胞，即将来变为胚囊和寄生根之外层组织者；4. 可称之谓原肠口（即原肠胚之出口）；5. 胚之内层细胞（放大120倍）（录自 Van Beneden）。

10. 同上，受精后96小时，进入子宫不久的状态：1. 蛋白质层已减少其厚度；2. 卵外放射区，正在消灭的时代；3. 胚外层细胞；4. 胚之内部细胞团，将来能分化成胎体本身的组织及羊膜等附属物；5. 胚蠹腔，又可称之谓分裂腔（放大120倍）（录自 Tourneux）。

11. 同上，受精后100小时的胎体，此时胚囊的细胞团正在分化成内外两层：1. 蛋白质层，已缩至很薄，放射区已归消灭；2. 外胚层（又名过长层）；3. 内方的细胞团正展开，准备整理成内外二层（放大120倍）（录自 Tourneux）。

64

12. 同上，116 小时，已分化成三个基本细胞层（胚叶）：1. 蛋白质层已变为胚囊之外膜；2. 过长层；3. 外胚叶；4. 内胚叶（放大 120 倍）（录自 Tourneux）。

的原形质，色亦较浅。这层原形质的外面包有一层薄膜，名养品膜。养品膜之外还有一层厚膜，其中显有放射状的条纹，名放射膜。放射膜之外，还包有一两层乱七八糟的细胞；它们也按辐射形排列。这是卵外的附属细胞，与卵无关；因其常时胶于卵外，故又称之谓放射被。（参阅插图第一幅第二图。图中所示的人卵的身材已经长至极度，无可再长。它再经过成熟期的分裂，即能接受精虫，变作胎儿的出发点。①）这些东西虽觉烦杂，但因它是造人的必需品，故不能不知道。

总而言之，男女生殖细胞的区别，就是卵的身材较大，精虫较小；卵形圆不能自由行动，精虫形细长，能自由游泳；卵数目少，通常每次只产一枚，精虫动以亿计；卵有丰富的原形质（又名细胞质；此中还有果尔祺氏体、线粒体、脂肪体、营养球、色素等），精虫的原形质量很少；但主要的成分并不缺乏；卵的细胞核很大，结构亦很松散，精虫的细胞核细小，而极结实；卵中通常已丧失其固有的中心体精虫上的中心体很是发达，而且分化得非常厉害，所以有人说：卵之所以不能单独分裂，因为它失了分裂的向导——中心体。而精虫入卵后，正是带入此类必需品（据 Boveri）。

---

① 说到卵在成熟时期所有的现象，的确是奇异不过的。它要经过两次连续的分裂，在细胞体说，乃是极不平均的分裂；第二次分裂中途停顿，待到精虫入卵以后，始能完功。结果，产生两个小小的细胞，名曰"极体"，它们不久自己死灭。这类现象，在遗传理论上，颇关重要。在人卵上，即便还没有人见过，但可决其必有。本书无法详论。

# 三、受　精

　　受精的现象虽不是男女结合最终的目的，至少它是孕育下代的起点。在高等动物里，我们可以大胆地说：没有受精，即不能有生殖。单独的精虫，无论其数目如何众多，姿态如何活泼，终归无效；单独的卵球，无论它的内部储藏几多干粮，可供长期的消耗，但也不能生产胎儿。所以受精是传种的锁钥。

　　在动物界里，大部水生动物，如鱼类、海胆、海参等都是雌雄两性个体，在生殖时期，各将其生殖细胞排出体外，使精虫得在水中寻觅卵球，使其受精。这是体外受精。但是下等动物中，亦不乏体内受精的例子。体内受精的动物事前必须交尾；而且在交尾之前，雌雄身体上必先准备互相适应的交接器，如雄的蚕蛾有两个钩子抓住雌蚕蛾的产孔，蜗牛的生殖器更是长大易见。因为这是两性一体的动物，所以它们的交接是互相交换精液，互作雌雄，完成生产传种的重大任务。蛙卵通常是在产孔门口受精的；但与它相亲近的蝾螈（俗名龙）则为体内受精，有的而且是胎生的。雌雄两性个体在生殖时期，表现了一些爱情的行动（雄者绕着雌者的四周，竞游、摇尾、取媚）之后，雄者即将成球成团的精虫产于水中（名曰精托），雌体即以阴户上的阴唇抱取精托，使其卵球得在体内受精。所以这类动物是没有特殊的交接器的。说到爬行类和鸟类，多少总有一点特殊的交接器。雄者在交尾时，先将精液射至雌体产孔以内，这些精虫溯输卵管而上，并能走出它的通体腔的漏斗口，而在体腔中与卵相遇；受精的动作亦于此处进行。所以鸟卵是在卵黄时代（已跌出卵巢）便已受精。受精之后，一方发育，一方走入输卵管中，周围黏着重层的蛋白质、壳膜，以至于最外的蛋壳终于产出体外。待产出时，早非单纯的卵细胞，而已成为一个相当复杂的鸟胚了。这样的卵生实与胎生相差有限了。有些蛇类，在不良的环境中，便将卵保留在体内发育，到小蛇时代，然后产出，显然是胎生动物。但在良善的环境中，则照常产卵，仍为卵生动物。

要想一一陈述动物界里各类生产的法式，非有专书是不能说得详尽的。我们的目的只是指出一些生产的概况，说明胎生并不奇怪。

兽类虽是胎生的动物，但最下等的兽类（又名原兽类或后兽类），如鸭獭，它仍是产卵的，它的卵形与鸟卵很相似。至于各处动物园里常养的袋鼠，本为澳洲原产；它们虽已成为胎生，但其初产的胎儿形体极其软弱，只有大豆一般身材；后来留在母体腹部的育儿袋中，过了很久，才获成形。这可说是胎生与卵生的过渡形式。

兽类概有交接器。雄体赖此器官将精液射至雌体的子宫中。精虫后来与卵在输卵管中相遇而受精。有的动物雄体的媾器长而尖，能一直插入雌体子宫中，只须交配一次，即能有受孕的把握，例如牛马等食草兽。人类的生殖器，形短，而端又大，不能伸入子宫颈中，只凭其注射的力量，将精液自外射入，故难保证其无失。有些害了花柳病、阳萎病的，它的媾器不能劲直，没有射精的能力，生产便无望了，但亦可用人工注精的方法达到同一的目的。

总之，男女在性交的时候，男子借阴茎的注射力，将精液注到妇女的子宫中。后来这些精虫，便依其尾都的波动，推进其体，向子宫两角的输卵管上升。如能在旅途上遇到下行的卵球，彼此即能互相结合，完成受精的任务。子宫之长约 8 厘米；输卵管之长约 12 厘米，以精虫游行之速率计算（每分钟约 2～3 毫米），只需一小时半，即能游至上端；但事实上，中途必受各方阻碍，费时一定较多。在雌兔交合后 2.25 分钟，即能在它的卵巢中见到外来的精虫（据 Henson）通常交配后只须 15 分钟，精虫即能抵达输卵管的中部（据 Bischoff, Leuckert）。在雌牛上，只须一小时，精虫即能抵达卵巢；在人上，有人（Haussmann）以为一点半钟已能达到输卵管；有人（Birch Hirschefeld）以为需要 14 小时。①

在这里，我们还要知道妇人的卵每月（28～29 天）只产一枚。卵出巢之后，还要经过体腔，然后进入漏斗器而入输卵管。它受了此管四壁细胞的颤毛的推动，故能慢慢下行。倘在输卵管的行程上，它遇不到适当的精虫，终于抵达子宫，此时子宫四壁的毛血管已经胀至极度，即时破裂而流血，便成经水。这时候的卵已成腐败状态，不能受精，即随经水溜出体外。② 有人计算过，自卵出卵巢至经水发出，需时 13 日。比方本月初一卵由卵巢中产出，月经必在十三或十四这几天中流出。而受精有效的期间，则在初一以后到十二以前。有人说精虫能在妇人子宫中活到数星期，或近一月，那么受精的日期更难预卜了。但据我们的推测，精虫入子宫后须走相当的路程，须消费相当的潜能。这些能力既不能随时补充，则其生命不能持久，乃是必然的结果。但是我们亦要知道，倘使男子身体特别强健，射

① 有人见到人类的精虫亦能抵达卵巢，人卵亦能在体腔中受精，而附在腹膜上开始发育。这当然是例外。

② 有人说卵出卵巢适在前后两次月经之间，有人说在月经将至时。确凿日期很难决定。或许因妇人的生理状态大有出入，也未可必。

精机关特别坚强，长大有力，能将浓浓的精液大量射入子宫颈中。这里的精虫，多数拥叠一处，无法颤动，能力的耗费亦较微少，寿命能多延几日，也是很可以了解的（凡是能贮积长久的精液，其精虫统是伏而不动的，人类精虫在精巢和副睾丸中也如此，故能历久不死）。所以要想确凿知道精虫的寿命，而不顾及许多先决的条件，乃是永远没有可靠的结果的。①

　　总之，要得到受精，约有以下几种不可缺少的条件。

　　（一）男子要无病，射精器要健康有力，能将精液射入妇人的子宫颈口内或附近。

　　（二）妇人亦要健康无病，按期产卵，月经准期轮回；她的子宫位置要端正，不要偏斜（妨碍射精）。

　　（三）精虫最好是在输卵管上半段中遇着下行的卵球：太早（卵还在体腔中，很少能受精）、太迟（卵已到了子宫，或将近子宫，大都又已成为腐败），都不成功。②

---

① 在海胆和蛙类上，我做过多次的实验，有一个不可反对的结果就是：精液愈浓，则精虫的受精性保持得愈久（这里的精虫当然不能自由运动）；愈稀，则其运动愈速，死得也愈快。如能利用毒药（KCN）阻止精虫的养化，使成麻醉状态，亦能保持较久。低温亦有同样的效验。

② 人类和兽类上的人工受精——用人为的方法取男子的精液注射到妇人的子宫中，使其怀孕。此法早已有人做过（Hunter 等），而且见效。唯限于陋习，虽然有人需要此种人为方法才能得子，但毕竟未曾通行。在动物——尤其是家畜上，人工受精的方法已极通行于欧美，日本，对于交配和选种都感方便。在美国有人试验过一只雄马每次交合所泄的精液足令 15 只雌马受精而生子，其经济可思而知了。在兔上，目前已能将卵拿出体外，施以体外人工受精，或待它分裂后再引入母兔子宫中，亦能继续发育。利用食盐均压溶液（或氢氧化钠）亦能将受精的卵保持至相当长久（温度要与雌体同）。

70

（四）精虫要在它未消失受精性以前，遇到完善的卵子。

说到男子的精虫和女子的卵子接合的真相。从来没有人见到过。此中困难前面已经说得很清楚。这是一时无可补救的缺憾。但在猴类中已有人发现过受精的现象（Hubrecht，1902）。再根据别种兽类（如兔、豚鼠、老鼠、蝙蝠……）上已知的事实，大概亦可以推想到人类中应有的大概。这样的推测大致上是不大会错误的。

精虫连头带尾穿过卵外的厚膜，整条混于卵的细胞质中，如在豚鼠上所见者（插图第一幅图3），卵子受了这外来物的刺激，立即收缩体积，排泄恶物，阻止已不需要的精虫陆续进入；它内部物质亦于此时重新整顿，故受精后的卵体，必较未受精前更加细小。这是动物界的通有性，不独人卵为然。精虫入卵之后，卵的成熟期分裂即行结束。在外的细胞核组成极体；在内的为雌性原核。精虫头部一面吸收液体，一面短缩而形胀大，不久就成为小球状；这便是雄性核。此时雄性核的周围已经发现一个很明显的星光，名曰精虫星光（图3）；不久这精虫星光自归退化，雌雄核便互相接近（图4）；终于互相混合一起，不久构成一个共同的分裂图形（图5）；续后卵即分裂为二子细胞（图6）；续后由2而4，而8，而16，32……（图7、8、9），愈分，细胞的数目愈多；这些由卵分割出的子细胞仍是胶在一起，组成一个桑椹一般的胎体。各种重要的进化时期可于第7、8、9，各图见之。[①] 此后这桑椹内部因为吸收液体过

---

① 兔卵分裂的概要——当人卵分裂现象未发现以前，我们很可以拿兔卵上所见的来作为代表。因为它的进化史已经许多有名学者研

71

多，所以生出积蓄此液的隙腔，将原有内部的细胞逐至一隅，叠成一堆（图10—4）。这一堆细胞将来的作用极其重大：一切胎儿本体的器官及其外方所有的胞衣统统由它次

---

究过，知之颇详。雌雄交配之后3小时，精虫已到达雌体卵巢，刺激在巢之卵，使起成熟期分裂，并立时离开卵巢（人体上无须精虫的刺激，人卵自能出巢）。10小时后，卵中的营养物自己收缩，第一极体已排出卵外。13小时以后，卵刚离卵巢，此时卵核已停止其第二次成熟期分裂的中期。此时已能接受精虫了。卵进了漏斗器，走入输卵管中，它的外方黏有重层的蛋白质，如鸡蛋上所见的无异。到20小时，卵已到达输卵管的中部，它的直径与前仍无大变：约180～190微米，它外面的蛋白层约17微米（图7）。到29小时，卵的位置与前期略同；此时已分成4个细胞（图8），体质没有增大，但蛋白层显已较前增厚一倍。到35小时，即分成8个细胞。到51小时，卵已接近子宫角（所差只20毫米），此时卵体并未增大，但其蛋白质层增至110微米。到75小时，卵已留在输卵管的末端。细胞数目已大见增加；此时的胎体仿佛已越过桑椹胚时期，进至原肠胚了，它已有原肠口（图9—4）。此胚的细胞显然分为两部：一部在边缘，且有一缺口，可称之为原肠口；一部在中央，结构尚极致密。待到交合后80～85小时，卵才正式走入子宫角的顶端，稍停数小时（至120小时）则进入子宫。到180小时，卵开始向子宫壁中攒入，获得真正的寄生生活。卵进入子宫角之后，体积已经开始增大；在第116小时，它的直径只有1.25毫米，待140小时即增至2～3毫米；到第180小时，增至5毫米。这就开始向母体子宫陷入的时期。

它内部的结构亦随体积而生变化。由桑椹状变为囊状。囊腔即称之为分裂腔（图10—5）。腔之四周的一层细胞（图10，2）显然与其内部团块状的细胞有别（图10—4）。后来内部的细胞又自铺张成为层次（图11）；后又变为二层（图12—3，12—4），合外层（图12—2）便有三层细胞了。最外的一层将来构成胎儿与母体相连的胎盘，内二层为组织未来胎体的要素，在内者曰内胚叶，在外者曰外胚叶（图12、13）。这是交合后第四天到第五天的状态。

72

第变化而成。它方的一层细胞（图 11—2）不久就会成为参差不齐的根状物，伸入母体的子宫壁中，组成胎盘，作为母子间交换养料的机关（图 20—22）。受精的通论姑限于此。现在要进而观察人胎的进化，亦即我们本身的发育。

## 四、我们在母体中的经过

**初步的发育**——我们早就说过，我们初期发育的现象，至今犹在未知之列。这并不是不可知，这完全是因为材料缺乏的缘故。不过，根据各种间接的事证，许多学者已知道我们父亲的精虫和母亲的卵的结合地点，大概在母亲的输卵管的上部，这就算是我们的发源地（图 93、96）。受精之后，我们各个的生命立即开始萌发。我们当时只是一个小球（卵），此后分裂成较小的细胞（名曰分裂球），同时沿着母亲的输卵管慢慢下行。[①] 此管长达 12 厘米，这一段行程当需多日，才能通过。有人计算过我们最先 8 天到 10 天的发育时期完全在输卵管中经过。事实上至今尚无一人看到。

大概要待到第 10 天之后，我们才能经过输卵管之全长，抵达母亲的子宫腔中（图 98）。这就是我们发育时代的长期监狱。这时候我们的身体已由多数细胞构成，形如小囊，中央有腔，如第 10 图的兔胚上所见的。我们经过长

---

① 卵是被动的，它的向下、向外移动，完全受输卵管四壁黏膜细胞的织毛运动所驱逐。但摩罗（Moreaux, 1912）的意思不是这样。他以为卵之下行是缘输卵管收缩的关系，与织毛无涉，至少在兔上，输卵管壁细胞的织毛临到输卵时，早已退化脱落。它们只存在于休止的时期。

期的旅行，本身干粮早已罄尽，几有乏食的危险。唯一的办法就是向母体子宫壁上进攻，蚀其前进道途中的细胞，整个陷入子宫壁中（图13、14、15、16、17）。此后便成为母体的寄生虫，潜藏在那里，安安稳稳经过一切发育场中应有的变化。

这些变化可分作两类：一类是我们本体的变化；另一类是母体与我们两者中间的变化。我们此后所需的养料，统统仰给于母体的血液。但是我们知道母亲的血液又决乎不跟我们的血液直接相混和的，那么，我们的营养物将从何而来呢？

这里有一种特殊的器官，为高等兽类和人类所独有的，这便是胎盘。因此，所以又名高等兽类曰胎盘类，我们本身亦是胎盘类之一。

这交换母子养料的机关——胎盘——从何而来，如何构成的呢？

说起这一点，我们实有对不起母亲的地方。我们太不爱惜她，简直是太无情了！不过除此之外，毫无别法可以生存。当初这囊形胚进入子宫腔之后，它的外层的细胞只顾向外伸成许多突出体，简直是寄生根。此根如刀如锥，不顾一切，拼命渗入母体子宫壁中；子宫的黏膜、筋肉、血管，都相继被它穿破。这个寄生根终于伸到血窦之中，从容吸取那里已经配好的适当养料，以饷自己。这是何等损人利己的勾当呀！因为占了这次大大的便宜，所以我们的身体此后日见增大，如第13至22各图所示的。

说到我们本体的物质，初极有限——只有囊胚中央的一团细胞（图18）。这团细胞理应分为两部，各部变化都非常重要：外方的一部（图18—2）将来生出空隙，变为包裹我们柔弱身躯的外膜（图19—5）（即名羊膜）以及本体的神经、五官、脑髓、表皮等器官（即所谓外胚叶）。内方的一团细胞（图18—3）即为未来内胚叶和中胚叶的出发点，将来我们体内各类重要器官（如筋肉、骨骼、血液、生殖器、排尿器……）以及肠壁的细胞都以此为发祥地（图19，3、20，3、21，）。

我们最初十天发育的步骤，本来是极关重要的，只因知之欠详，多作类似推测的陈述，亦无多大益处；而且这有近于专门著作上的题材，不是这小书上所应详述的，也不是一般读者所要知道的。读者如能细细参看第三幅各图，即能知道胎体最初三种胚叶（外胚叶、内胚叶、中胚叶）逐步变化的大概，而且还可明白了体寄生根发展的顺序。这样的略图反是比较文字上的叙述要清楚得多。此后我们就可进而陈述实际的例证，使有心了解自身来历的读者，知道自己在母体子宫中演变的大概。

我们的叙述当然是简单的，限于一般人所能知而应知的常识，高深的学理和内部细致的结构当然无法顾及。

**两星期以后的变化**——说来也奇怪！聪明的人类，还有所谓专家，所谓胎生学家，每日关在实验室里，埋头工作，而对于自身最初两星期的进化史，仍是茫然一无所晓！

说到两星期以后，我们当时确已攒到母亲的子宫壁中，安度囹圄的寄生生活。实在的，我们攒入之后，这入口不久也自封闭了，我们完完全全被母体的组织所包围了。我们生命的旅途开始走了13～14天。我们当时的身体简单细小到不成样儿。真的不成样儿！非但没有颜面手足，连前后左右也很难辨别。如果不是专家，普通的人看到当时的我们，非但不能相信我们会成为人胚，或者连小虫的名称也不肯赐给我们呢！可是无分智愚贤不肖——只要是人类——都须走过这一段冷落寥寂的旅途，都须经过这一类平凡丑陋的形式，都须忍受这一类不可避免的囹圄生活！第15和17图就是两个全长不到二毫米的可怜虫；他们可以代表我们13～14天时候的形相。当时完全埋藏于子宫壁内；我们的寄生根已伸入母体的血泊中，专事吸收养料。入口虽已紧闭，但仍留有很显明的痕迹（图17—3；16—4。）我们当时形如小小的毛芋，胚囊的最大直径（即连根状物）还不到2毫米，内部真正属于本体的部分只有一片薄薄的细胞层，即那两小囊中间的交接部（图16、17，）其长只有0.15毫米，肉眼几乎还不能见。这实在是太微小了（图17，已是放大30倍）。至于本身前后那两个小囊乃是我们必要的附属物。其中较大的一个，即为我们体外所包的羊膜，我们将来常在这羊膜腔的液体中游泳。较小的一个则为脐囊。羊膜、脐囊和胎儿三者的外方还包着一厚层填补组织（属于中胚叶）；填补组织之外，还有那些专事交换营养料的根状物。以上这五件东西（羊膜、脐囊、我们本体、填补组织和带根的外膜）都由最初的卵中生出，阅者看了图20—22自能明白。

说到这里，大家已经可以知道卵中的物质不是全部用为构成我们本体的细胞；相反的，最初由卵中分裂出的细胞，确有大部分充作别用：构成许多附属器官，保证我们胎儿时代的营养安全与进化。

再过一两天，我们的体积略为增大。可拿第23图（放大15倍）来代表当时的形相。这时我们外围最大的直径约2.4毫米，虽然已经潜入子宫壁中，但是它的入口还塞有一块鲜血胶。本身之长只有0.19毫米。倘使有些好奇的阅

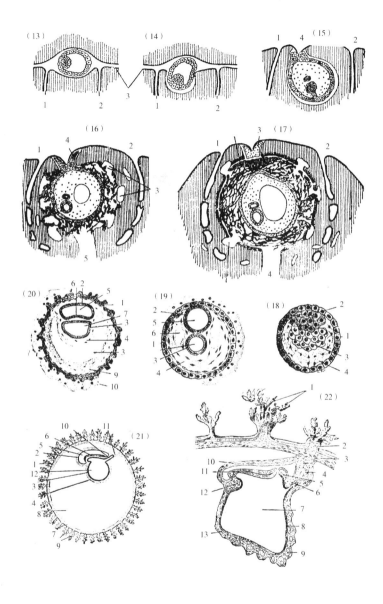

插图第三幅

# 插图第三幅图解（图 13～22）

这一幅半略图示明胎体在母体子宫中与母体发生关系的各种过程，和胎儿本身的各种分化程度。（转录 Arey）

13～15. 三个理想的模式图，表示人卵攒入母体子宫壁中的三个阶段；13 图，还留在子宫腔中的状态；14 图，开始进入；15 图，已经进入，但其入口还未完全堵塞。1 和 2. 子宫壁上的腺体；3. 子宫的上皮；4. 卵的入口。

16. 人卵进入子宫壁中的实例：1 和 2. 子宫腺；3. 子宫的血管；4. 胎体的过长层；5. 子宫的静脉窦，胎体即在此窦中吸收养份。（据 Miller）

17. 人卵进入子宫壁中的实例：1 和 2. 子宫腺；3. 入口；4. 静脉窦（据 Bryce 和 Teacher）。

18～21. 四个模式图表示人卵分裂后各种分化状态。首先分成四部（看 18 图 1、2、3、4）；后来各部又自分化（看 19、20、21 各图）。

18. 十三天以前人胚，理想中的状态：1. 过长层；2. 外胚叶；3. 内胚叶；4. 中胚叶，或胚外填补组织。

19. 十三到十四天人胚的状态：1. 过长层；2. 外胚叶；3. 内胚叶；4. 中胚叶；5. 羊膜腔；6. 胚外体腔；7. 脐囊。

20. 十四到十五天人胚的状态：1. 过长层；2. 羊膜的外胚叶；3. 内胚叶；4. 内层中胚叶，或肠叶；5. 羊膜腔；6. 胎体本身的外胚叶；7. 脐囊，或卵黄囊；8. 胚外体腔；9. 胚囊壁上的中胚叶；10. 过长层以及他外方的多核体。

78

21. 二十天人胚的切面略图：1. 胚囊腔上的外胚叶；2 羊膜中胚叶；3. 内胚叶；4. 脐囊的中胚叶；5. 羊膜腔；6. 胎体本身的外胚叶；7. 胚囊的中胚叶；8. 胚外腔；9. 寄生根；10. 尿膜；11. 胚柄；12. 脐囊腔。

22. 二十天的人胚（长 1.45 毫米）放大的剖面观（只绘一部）：1. 胚囊外方的寄生根；2. 胎盘上的外凸，或称子叶；3. 胚囊上的中胚叶，或称体叶；4. 胚柄；5. 原线；6. 尿膜；7. 脐囊腔；8. 内胚叶；9. 血管；10. 羊膜；11. 胚盘，即胎儿的本体；12. 原始的心脏；13. 肠叶。

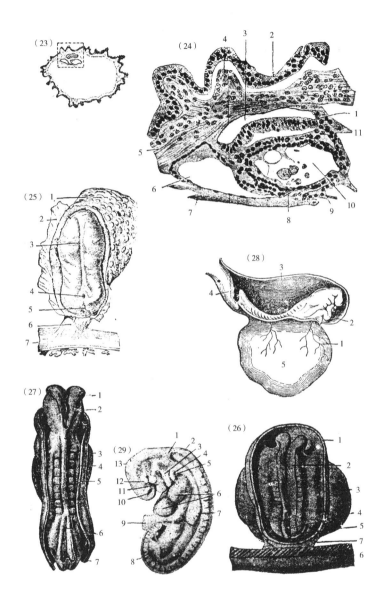

插图第四幅

# 插图第四幅图解 （图 23 ~ 29）

这一幅插图示明人胚二星期以后到五星期的各种变化：体长自 0.19 毫米至 5 毫米。

23. 14 到 15 天的人胚的略图，实长 0.19 毫米（放大约 15 倍），详见 24 图。

24. 同上，放大约 145 倍（即前图方格区的放大）的切面图：1. 胎体本身的外胚叶；2. 胚囊壁；3. 羊膜腔；4. 寄生根中之中胚叶；5. 中胚叶；6. 胚外体腔；7. 网状组织；8. 内胚叶；9. 中胚叶；10. 脐囊；11. 中胚叶。（录自 Peater）

25. 20 天的人胚的具体的正面观（放大约 16 倍），实长约 1.5 毫米：1. 脐囊；2. 羊膜，但已剪破；3. 髓沟；4. 髓肠沟；5. 原线；6. 胚柄；7. 胚囊壁。（录自 Spee）

26. 长达 1.8 毫米，已有 6 个原节的人胚，放大约 20 倍：1. 羊膜，已剪开；2. 髓岗，即髓沟之两岸；3. 脐囊；4. 髓肠沟；5. 原线；6. 胚囊膜；7. 胚柄。（录自 Keibel 和 Elze）

27. 实长 2.1 毫米长的人胚，已有 9 个原节，放大约 22 倍：1. 前脑；2. 间脑；3. 脐囊；4. 羊膜，已剪开；5. 原节；6. 未曾闭合的髓岗；7. 髓肠沟。（录自 Eternos）

28. 实长 2.5 毫米的人胚，共有 14 原节，放大约 10 倍，侧面观：1. 脐囊上之血管；2. 心脏；3. 羊膜；4. 胚柄；5. 脐囊。（录自 Coste）

29. 实长 5 毫米的人胚：1. 耳囊；2. 颈部的弯度；3. 第二对鳃弓；

4. 第三对鳃弓；5. 第四对鳃弓；6. 心脏；7. 前肢芽；8. 后肢芽；9. 脐带；10. 鼻沟；11. 第一对鳃弓；12. 眼囊；13. 脑部弯度。（录自 His，放大约 7 倍）

者看不清这类又丑又陋的相貌，故意将23图上的胎体切成薄片，着起色彩，放大到150倍（图24），那就能知道当时的我们真的是只有两薄层组织，一层名叫外胚叶，构成羊膜腔之腔底（图24—11），另一层名内胚叶（图24—8），构成脐囊（图24—10），与第17图上所见的大致相同。在内外两胚叶之间，即使已经发现了第三层胚叶（中胚叶），但仍极幼稚难见。

总之，半月左右的我们还只有两层薄薄的细胞，什么外形都未显露。我们当时身体只像一粒细扁沙，厚度还不及细扁沙！

虽然简陋细小，但是我们当时营养丰富，进展却极神速。待到19~20天，虽不能骄傲地说有了人样儿，至少也像个东西了。我们本体长已达1.5毫米，形如扁扁芝麻子一般，第25图是表示当时的形状，但已放大16倍。在这图的中部，我们看到一条纵沟，这便是我们初生的神经系中枢，名髓沟（图25—3），原由外方的一层细胞内折而成，将来的头脑和脊髓统由此沟变成；这是顶重要的一种器官。此沟之后，还有一个小井（图25—4），这便是我们背部的脊髓腔与腹部的肠腔相通的狭道，名曰髓肠沟。因为在这时，我们的小肠也有了一个大概的格局：肛门虽未开凿，在最后方，人还能见到一根线痕，这是原线（图25—5）。说起它的历史，倒很长，但是我们只知它是最初发现的；它是规定我们前后左右的标准；它不久自行消灭。它对于我们的生存虽无重大关系，但是追究发育过程的人，不能不大大注意这成形的先驱者。至于旧日所有的脐囊和羊膜不但继续存在，而且也大大地增加复杂。这时候我们的身体整个被羊膜所包围（在图上羊膜已剪破，看2），脐囊也自扩大

（图25—1），它的接近胎体之一部，正在那里进行建设我们的前后两方的肠子，它的壁上已在制造血球了。我们当时还依一短短的柄子与周围的胚囊壁相连接（图25—6），使能吸收外来的养料。

我们要过了20天，形状才达到芝麻粒那么大小，才有简陋的神经系和消化器的发现，才有前后左右之分。这时候我们外方胚囊的形状，如同一粒生毛的大豆（最大直径10毫米，最小直径6.5毫米）。不久我们这一粒扁扁的芝麻粒的身体开始分节，这便是原始的体节。待到我们的身体再增长十分之三毫米（1.8毫米）时，全身便开始分成6个原节（实际在1.6毫米已开始分节），我们的神经沟也渐自隆起，一切都明显化了（图26）。此时胚囊直径已越过12毫米；它的表面到处都是根状物，营养物吸收更加充分。

待到长度越过2毫米，我们的相貌更加乐观。第27图就是我们当时的形象，在前端已有头脑（分成前中后三脑），中部脊髓沟的两岸已自接合成髓管；后方的髓沟正在接合中。神经系两侧列有9个原节，非常清楚。

我们的新器官陆续发现，待到2.5毫米长的时候，我们的头部已经成形。第28图给我们示明本体大概相貌，以及我们与羊膜和脐囊的关系。最有趣的是在这一时期，我们的形状肖似一条小鱼，一点手脚的芽檗都还没有见到，只有一条长长的尾巴；全身只有14个原节。我们的眼和耳的初型已见之于头部；颈部两侧有三处弓形的突起，各突起之间皆显有一条小缝，与鱼类的鳃缝极相近似。这真是稀奇极了！是否因为我们当时生活在羊膜腔的液体中，需要以鳃呼吸空气的缘故呢？决不是的！我们当时无需自己呼吸，这些事务完全是母亲代劳的。这些鳃缝别有它的存在的意义。① 我们现在还是少说理论，多看事实罢。我们在这图上又看到简陋弯曲的心脏（图28—2）及其前后的血管，我们当时处在广大的羊膜腔液体中，正如洗澡时身体浸在浴缸中无异。我们下方的脐囊也很发达，它上面已有明显的血管。这时候大概已有四星期的生命了。

一直到这时候（长2.5毫米，大概四星期）我们的身体还是直的，头尾几乎立在一直线上。过了这一时期，待到我们的身体长到3~4毫米的时候，身体便成弯曲，头尾钩成一团：尾向左弯，头向右曲。在头部上原来的总脑腔已经分成五个脑房。基本的眼囊和耳囊都已造成，唯眼中之水晶体和中耳、外耳各器官尚待陆续添置。头部的鳃缝仍极明显（唯最后一缝已自消失）。身体上已经分成25~30节，最初的脊椎骨的粗粗的界限已能在身体的两侧显得颇为清楚。小肠也具粗型。口腔虽未构成，但在当时喉腔中已能见到开始建造的口舌。喉腔之下的消化管的两侧壁开始向外突出两个小房准备建造肺腔。这时候我们的胃虽已经具好，但仍是垂直，未曾弯曲，也未见膨胀。说到身体后部，肾脏早已开始发育，输尿管也在建造之中。我们的心脏也正在建设期间，形状如S。它的下行的大动脉行抵胃之上方立即互相合并，成为一根单独的血脉总干；此干后又自分为二，行至脐动脉，为主要的运输养液的导管。这时候，我们外方的带根的胚囊形如细小的

---

① 根据许多进化主义者的见解，人类的祖先本是有鳃的脊椎动物。现在胎体上的鳃缝可以作证。这样鳃缝还存在于爬行类的胎体中。（参考 Brachet 的《脊椎动物发生学》——朱洗译）

栗实，直径约 16～20 毫米不等。我们生存大概已有五星期了，第 29 图可作此时胎儿的代表。①

待到过了 5 毫米，我们身体的弯度更加增进。我们与胎盘之间只连有一根短短的脐带；脐囊到了这时候已经收缩合并于脐带之内了。我们就拿 30 图（体真长 7.5 毫米）作为代表罢。在这图上我们会见到头上耳目口鼻都已定好格局，颜面也在构造中，鳃缝已经开始退化；心脏占地极广，形状亦极显著。此外还有两点特别引起我们注意的：第一是我们尚有一根长长的尾巴，其长达身体全长十分之二。看到这样的图形，谁还敢说我们是没有尾巴的动物呢？第二是我们在这时候开始发现手足了。说来真正可怜，又近于离奇，简直是出于一般人意料之外的，我们的手足初生的时候，只不过一种乳头形的突起，当时，非但没有手指脚趾之别，连上臂、下臂、大腿、小腿也未有个影儿！但是我们应该记住我们的四肢的芽檗要待第五星期以后，才开始显露体外。当时我的身材有扁豆一般大了。我们的身体格外弓得厉害，头尾几乎互相接近。这时脑中各部都已具备。在背的两侧，很明显地看到 35 个最初的筋肉节，自头部排至尾端。

倘能将他的内部再解剖出来观察，即能见到他的脑质中已经开始分成内外二层。在外方是白色脑质（多神经纤维），在内方的则为褐色脑质（多神经细胞，为感觉之主体）；脑神经结、脊神经结和大交感神经系都已分化得很清

① 我们要知道这些陈述只有根据大体立论。胎儿的发育有快有慢，即同时受精的卵，其发育速率未必完全相同。同一身材的胎儿，其内部器官的分化程度时有出入。这些分辨只有在专门著作上讨论的，此处无有陈述的必要。

楚。消化管已分成口腔、食道、胃、十二指肠、小肠、大肠等，都已各有界限。口中已能见舌；舌后已有甲状腺的根源。胃已自左而右的弯曲；小肠也已转了一弯。肝脏极发达；已将腹壁推出，且已分成两叶；肝管亦已构成。输尿管也很明显。心脏已开始分隔，不久就会分成二心室与二心耳了。

等到12毫米，我们的头脑特别增长得迅速，头部的中线几与体部的中线构成直角。我们就拿第31图来作个代表罢。颈部一切主要器官显露清楚，上下颚也已分明，外耳壳又已开始发现，鳃缝遗痕几乎全然不见了。四肢开始分成三节：在前肢上，上下臂和手部各占一节；在后肢上，大小腿和脚部各占一节。手指的界限稍稍外露，形如鸭掌，但脚趾仍未分界。脐带较前伸长，而且开始发生旋绞。尾部长将达极点（全长至13毫米时，尾即开始退化）。脐囊已显退化。这时候的我们算是已经脱离鱼形而入于兽形的境域了。

待到14毫米长的时候（图32，实长14.5毫米），我们外方胚囊的直径增至30毫米，形状有如荔枝。寄生根长达9毫米，吸收养料的力量益见强大。脐带加长（至6毫米），增粗（2.5毫米），且作几个转曲；我们有一部分的肠子也被包于其中。脐囊愈形退化，直径不过5.5毫米，由一根长约4毫米的短柄凿于脐带之后端。前后肢都已分趾；鳃缝已全退化隐匿；颜面的建造大见进步。耳目口鼻都已接近人形了。

要过18毫米之后，我们才开始脱离兽形而入人形的境域。当时我们的头部重新向上举起；颜面也大加修整，口鼻虽仍宽阔难看，但总是接近人形（图33）。在头与脐带之间，因为肝脏的增大，使腹的上部显一突起。手指、脚趾都已分出，尾巴倒反退化。第 33 图（再参看封面插画第三层的胎儿，这也是二个月的相貌）可以代表此时的大概相貌，但在这一图上，有意将各种胎膜一起绘出，使阅者知道当时胎儿具体的相貌。这是第二月将满的情形。这时候我们的胚囊最大直径已达 30 毫米以上；我们的寄生根本来是遍布全囊的四周，如栗刺一般的，但待到第二月将满的时候，便只有接近脐带固着区的特别发达专司交换养分的工作，其余各部渐自退化，以至于无用（图 34）。此后人类的胎盘便变成盘形。①

　　这一时候，我们的体积渐渐增大，营养的需要亦与日并进，母亲的身体未免要受我们这寄生物的影响：身体瘦削，四肢无力，头脑昏晕，饮食乏味，有时亦会有呕吐的病态（但不是普遍的）。此即俗人所说的"病儿"的象征。②

--------

① 在兽类中，胎盘的形式确有种种。这完全因为尿膜分布有均与不均的缘故。倘使尿膜平均分布于胚囊之内壁，而伸入寄生根时，这胚囊四壁各部，随处皆有成簇、成团的寄生根与母亲发生关系，如牛马羊之类是，名曰分散的胎盘；倘使尿膜只分布到胚囊之某一部分，则有两类可能的形式：或者这部分是环形的，如犬、猫、象是，名曰环形胎盘；或者这部分是盘形的，如蝙蝠、猴类、人类是，名曰盘形胎盘。所以人类的胎盘样式只能证明我们与兽同类。（参考：《我们的祖先》）

② 怀孕的推测——我们既然没有方法知道精虫哪一天、哪一时进入卵中，即无法决定其生命开始的正确时日。退几步说：若是根据母亲上次的经期推算，这也不是十分靠得住的，因为：1. 受精的地点不能很有一定：可在体腔（因为有人看见胎儿在母亲体腔中腹膜上发育），可在输卵管上端（机会较多）、中部，或后半段（机会较少）都说不定；2. 精虫有效的时间未曾确定（大概

再过少许时日，我们的眼皮也生长出来，列在原来那两只圆圆的巨目之上下两方，先构成的只是眼目开展时的形状，续后上下两方的眼皮继续增长。及到第三月（图35），他们才将眼球完全包蔽了。此后就闭着两眼，直到第七月才能自由开闭；待分娩后就可以感光而见物了。我们的生殖器也在第二月到第三月之间，开始露其端倪。在24毫米长的胎儿上，男女的分别尚极其有限，详情容后再谈。

到二个半月的时候，我们腹壁与脐带的界限分清，从前被包于脐带之内的一部小肠也进入腹中；此后脐带益形瘦削。手指和脚趾尖端也发现了手指甲和脚趾甲。男女两性也容易辨别。第35图就是代表我们在二个半月时的相貌和天然的身材。这已经是完全成了人形。这样的小人，实有令人看不惯的形状：他的头部大得不相称。这时候我们从头至尾的长度大约是50毫米。待到三个足月（参看封面

---

会有1~3天；）3. 卵成熟之日（即跌出卵巢之日）与经水流出之日，相距之时间常因妇人的习惯和生理状态而变迁：有的跌卵日期在两次月经中间；有的在前，有的在后；有的亦能在月经将至，卵始能离开卵巢；4. 卵受精之后，经过若干时日，可达子宫，说者不一：移行的速度有快有慢，路途有远有近（因为受精的地点不同），万难判决其真确时日。有此四因，所以目前的产科医师，谁也不能给妇人所渴望的怀孕确期以完满的答复。换句话说，就是我们真确的生辰尚在未知之列！在胎儿的心脏跳动，可以用仪器听测以前，一切的推断只有是大概的。至于月经停顿，子宫稍稍增大，乳房变硬，乳头变色，外部生殖器改变旧观以及检查母血，或母尿中的抵抗质等等，也只能说是推测怀孕的若干据点，且与受精确期无关！有人已经知道有些妇人怀了孕之后，第一次月经还能照常来；有些妇人怀孕已经数月，而其月经还能继续。但这是一些例外。（子宫外孕，月经自可照常）

89

插图第二层的一个胎儿，这也是三个月的胎儿），我们便能长到60毫米，脐带长达30~120毫米，当时体重大约有110公分（克），较诸第二月约重5倍。

待到第四个月（容看封面插画最外层的胎儿），我们的手足身体即能转动，即在母体外方的腹壁上亦能感觉我们的运动。身体与头的比例也渐近常态。体长增至120毫米，体重增至200公分（克）以上，脐带长240毫米（图36）。

第五个月，我们的头部和身体的表面全长了毛发，体重增至400公分（克）以上。长达170毫米。脐带长达290毫米。

到第六个月，眼眉毛也生长出来。此时身体瘦削异常，但一切的器官都已比较从前相称了。体长能达240毫米（一律自头至尾计算），体重可达两斤，脐带长达370毫米。

第七月，身体仍是瘦削，皮肤宽松，骨肉细小，好似形容枯瘦的老头儿，两眼已会自己开闭。这时候的胎体倘使早产，如能施以适当的护养，亦能长大成人（作者自己就是一个活例子）。体长能达270毫米重量差不多有两斤半了，脐带长达420毫米。

第八月，我们的身体积贮了一些脂肪，体形肥胖；倘使是男孩，他的睾丸（精巢）也已移入阴囊。中体长达300毫米，重可4市斤，脐带长460毫米。

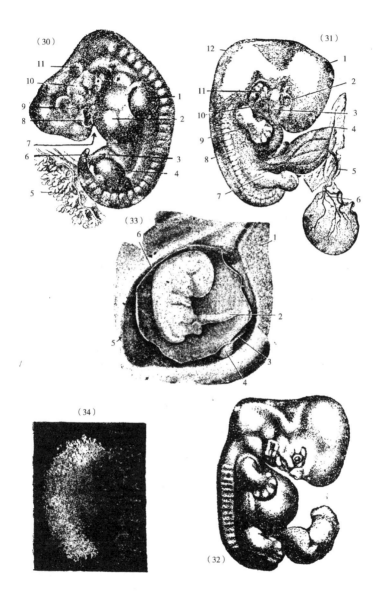

插图第五幅

# 插图第五幅图解（图 30～34）

这一幅图示明人胚在第七星期以后到二足月的各种变化。体长自 7.5 毫米到 18 毫米。

30. 实长 7.5 毫米，放大 7 倍的人胚：1. 前肢芽；2. 心脏；3. 脐带；4. 后肢芽；5. 寄生根；6. 尾巴；7. 口的位置；8. 嗅沟，即鼻的初型；9. 眼；10. 鳃缝；11. 耳囊。（录自 His）

31. 实长 12 毫米，放大 4 倍的人胚：1. 脑部的弯度；2. 眼；3. 上颚；4. 羊膜柄；5. 脐囊柄；6. 脐囊；7. 后肢；8. 原节；9. 前肢；10. 下颚，11. 耳壳的初型；12. 颈部的弯度。（录自 Prentiss）

32. 实长 14.5 毫米，放大 4 倍的人胚：手指脚趾已开始分出，颜面构造比较前进。（录自 His）

33. 实长 18 毫米连着胎膜的人胚（放大约一倍半）：1. 胎盘上的突起；2. 脐带；3. 脐囊柄；4. 脐囊；5. 胚囊壁已剖开；6. 羊膜，已剪开。（录自 Arey）

34. 八星期的胚囊，寄生根已集中于一部准备构成碟形的胎盘，缩小 1/3。（录 De Lee）

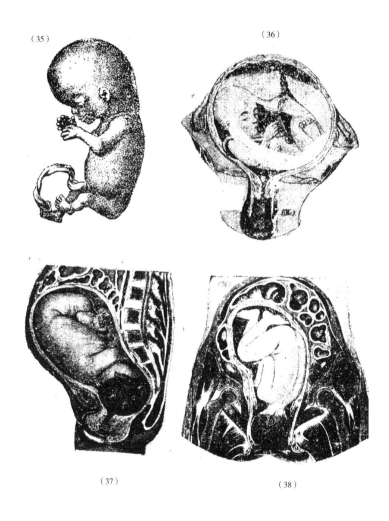

（35）　　　　　　　　　　（36）

（37）　　　　　　　　　　（38）

插图第六幅

# 插图第六幅图解 （图 35～38）

这一幅图表示成形的胎儿及其分娩时的状态。

35. 第三个月的人胚。此图为其自然的身材；手、足、颜面都已成形，眼皮已将眼球盖起。

36. 三月到四月之间的人胚在母体子宫中的状态。（录自 Quillet 的医学百科全书）

37. 临产时，羊膜已破裂，羊膜水流出时胎儿的位置，他的头部正经过骨盘时的状态。（录自 Quillet 的医学百科全书）

38. 临产时胎儿头部经过阴道的状态。 （录自 Quillet 的医学百科全书）

第九月，从前身体上的长毛一概脱落，指甲外露，身体肥胖而显肉红色（即所谓赤子），体长可 330 毫米，重可 5 斤半到 6 市斤；脐带长达 470 毫米。到阴历第十月就是分娩期近，胎体便准备脱离母体，自由生活即将开始。当时体长能达 330～370 毫米；体重通常增至 6 斤半至 8 市斤不等。脐带长达 500 毫米。到这时候，母体不胜担负，不得不将这累赘的寄生物逐出体外；我们自己也非离开这囹圄生活不可，因为子宫中一切的给养已经不能满足我们的需要。这便是分娩时期。第 37 图表示我们的羊膜破裂，羊膜腔中之液体（胞水）流出时的状态。第 38 图表示头部方经过母亲阴道时的状态，详情容后再述。

　　这算是我们在母体子宫中暗暗地经过了十个月的历史（指阴历）。这一段历史也不能批评它是好是坏，因为人人都要经过——不但人类都要经过，连一切的哺乳类，如猫、狗、猴等都要经过的。在人类的理智中，固有好坏之分，在自然界中是没有什么善恶好坏之别的。我们谁要如此做？但是事实上，已经如此做了！我们谁愿意包在子宫里面，可是事实上，非要如此不能使我们获得初步的生存；非要如此，我们的种族早就归于绝灭了。所以我们是母体中必然的寄生生物，而母体之诚心诚意孕育我们又已成为她的不学而知、不教而能的良知良能了。这是她的自然的动作，这是她保存族系的重任。这种责任在生物学家未能在玻璃器中培养出小人来（如养小鱼似的）以前，是万难摆脱的。许多母亲，因为怀孕的关系，身体疲倦、瘦削，自己的生命都临危境的时候，然犹竭力爱护腹中未来的孩子。①"爱子胜于自身"乃是一句表达一般母亲真性情的格言。至于不愿生育或杀害初生子女的行为，多因社会环境的压迫非出自天性，这是另一问题。

## 五、正常的分娩

怀孕是麻烦的、苦痛的，但妇人乐而不辞。分娩虽是一种生理的现象，但其痛楚，非经亲身尝受，万难以笔墨形容；但妇人亦愿忍受。第一次怀孕的妇人，在分娩时常常呼号哭泣，但一见婴孩堕地，立即转过头来，收了眼泪，含笑视察自己的小宝宝，一手拿来先吻他几下。目前的至乐就抵偿过去一切的痛楚了。现在且将分娩的现象大略陈述一下，料想又是一般生母和被生者所乐闻的。

胎儿临到将近分娩的时候，母亲先觉全体疲乏，腰脊疼痛，但不十分剧烈，仍能勉强照常做事。她工作时，往往中途忽而停顿，说话忽而语句中断，走路时常找憩息的地点，以资养力，她好像有一种暂时的战栗、暂时的昏晕、暂时的刺激似的，过后又什么都没有了。这样暂时的不安和烦躁的状态，愈来愈密，腹部一阵一阵的痛苦亦愈来愈厉害，好像中了痧气似的。到这时候，妇人就自己着了急，卧在床上，愁眉苦脸，有的甚至亦会叫娘喊爷，号淘恸哭的。此种号哭的怪声在平时是不会有的。

有的妇人亦能忍得住这类难免的苦痛，没有上述的惊

---

① 有的妇女因为子宫生疣，故其腹部渐见膨大，但她无形间也能保护赘疣，如其赤子，正如母蟹保护他的寄生虫（蟹奴），一如己子似的。这都是本能的行为。

96

人举动。在这时候，倘能张开她的阴唇，细细观察，即能见到子宫颈正因开张而短缩；子宫颈口正在开张，正在开辟胎儿的通路。同时子宫四壁的筋肉自己收缩，使劲驱逐胎儿。在通常情境之下，此时胎儿的头部已经朝向子宫的下部——向着子宫颈部攒进，一如穿毛线衫时，头向闭缩而有伸展性的领口伸攒一般。

我们早已知道胎儿体外包有羊膜，羊膜腔中含有多量液体（即俗所谓胞水）。等到子宫口张到相当大，胎儿的头部可以伸出时，子宫四壁倘使来了一个强烈的收缩，胎儿和胞水一并被逐而出（图37），正如吾人用两指紧捏一颗成熟的樱桃，把果水与果核一齐挤出，同一般机械原理。所以有经验的接生者都知道胞水来后，孩子不久就要下地了。反过来，倘使羊膜早裂，胞水流尽，而胎儿仍是留滞于母体中，那就有难产的可能。助产者的手术亦于此时开始进行，但须谨慎行事，因为到这时候，胎儿外面失了液体的包裹，易受任何机械的损伤。

胎儿通过子宫颈的时候，生母自然而然地会紧闭嘴唇，咬着齿牙，暂停呼吸，使劲用力，有如大便时驱粪出肛门似的。过了一阵，静息一会，下次的痛楚又接踵而来。这时候，产妇虽最难受，但不应开口号哭，以延搁分娩的时间。正相反，这时候应该咬紧牙关，忍受暂时的痛苦，用力使劲逐出胎儿，才算是减少痛苦的有效办法；此时万不应任意叫喊，自由转动，偶一不慎，即会有难产或迟产的危险，对于母子皆有生命的关系。再忍耐几阵恶痛，胎儿的头发即能隐约见之于阴户的口内了，但不久又会收缩回去。这种头部忽见忽隐的现象只是表示子宫继续在那里一伸一缩、一挤一松的动作而已，待到胎儿头部不能缩回的时候，那就可决定他已出了子宫口门，而入于阴道之中（图38）。再通过骨盆口，即能随着血水溜出体外。自羊膜破裂至完全产出，若在第一胎的妇人，大概需要半个至一个钟头，若在重产的妇人，则胞水出后，胎儿接着就会下地的。

胎儿出了母体之后，环境改变了，生活方式也改变了，寄生生活由此终了，自由生活自此肇端。他的肺部开始自己呼吸空气，他的消化管开始自己吸收养料，他的排尿器开始排泄废物。母亲见到儿子，不论是男是女，立即喜形于色，表示其母爱的天性，过去一切痛苦都完全遗忘了。

现在我们还要注意子体虽然产出，但是子体外方的胞衣和胎盘此时仍留在母体之内。母亲产出儿子之后，还要再经一次剧痛才能把胎儿的附属物逐出体外，才算是完成了这次生产的重任。

我们知道胎儿如何与母体发生关系，我们在前面早已说过母子交换养液的重要地点是在胎盘上面。现在胎儿既然离开母体，这胎盘已成废物，若非完全被逐而出，势必腐烂，能使母体中毒，而发炎热，演成种种产后的剧症（俗名"月里后"。）所以我们愿花几行篇幅再说几句。

母子关系最密之点，当然是胎盘（图39）。胎盘只占子宫壁的一部分。其他各部的子宫壁虽与子体没有直接的关系，但在怀孕场中亦与子体的外膜胶贴一起，事实上也已起了改变。故在分娩之后，非但胎盘这部分的组织必须连同脐带、羊膜、胚囊等一同离开母体，其他各方面的子宫壁亦必有一薄层组织同时剥落，同时离开母体，成为胞衣之最外被，名曰堕膜（图40、41）。但是此种剥落的动作，大概在产后半小时便能完毕。落衣之后，倘有断片的胎盘或堕膜，留而未下，那么，在产后第三天，这些断片起了腐败，母体就会发热，遂非求医诊治不可。通常在产后第三日，倘使没有反常的体温，便算是腐物去净，不必担忧了。

母体子宫经过落衣之后，它的四壁遍处都是伤痕，微微流血，故宜留心调养。大概要待一月左右才能添补完全。故产后一月之休养，乃是很正当的。

现在还要分析一下胞衣。这胞衣可以分成内、中、外三层（细看 39 图）：外层为堕膜，属于母体的；中层为胚囊之外膜，属于胎儿的（初由囊胚外层的细胞变成）；内层是羊膜，也属于胎儿的。羊膜质薄，透明光滑，很易与胚囊膜分离。后者质厚而粗糙，稍带红色，与其外方的堕膜不容易分离。至于堕膜，它永不能完全无缺的，因为当初剥落的裂痕就在它上面裂过的。说到胎盘本身，质颇厚，内部平滑，可见许多血管（图 40）；外方多凹凸体，这便是从前我们所说的寄生根（图 41）。合胎盘、羊膜、胚囊膜、堕膜共重约一斤。

# 六、几种外部器官的构成

本书的目的即在学术普遍化，所以本书的取材早经决定：一切专门的东西留给专家去研究，我们只想法解决容易见到而又比较简单的问题。人类的颜面结构为个人品貌的重要部分，最为一般读者所注意，然其变化又极特别，故稍加说明。人类男女之分、雌雄之别究竟自何而起，他的变化的经过又是如何，也是一般人所切望解决的问题，且为本书题内应有的材料。眼耳两种知觉器官的进化，本来也颇重要，只因这里非有组织学的智识不易明了，故暂搁置不提。

**面相的来源**——我们早已说起过，人类的颈部原有三对鳃缝，各鳃缝之间则为鳃弓。最前一对鳃弓对于颜面的构造大有关系。后几对鳃弓被折入于颈部之内，渐归退化而隐没了。

我们在三星期的时候，身体全长只有4毫米时，头之前额部分已开始向外突出，人就名之曰额芽（图42）。额芽的下边稍平，将来构成我们的鼻盖和口盖，或总称为鼻口腔盖。至于它的上边则与更上的脑部相连，中间并无明显的界限。

现在就可进而追究这额芽的下方如何帮助建造颜面了。

额芽下部中央陷成一个纵缝，将它的下部分成左右两部，名曰鼻芽。不久（在第三星期之末）每个鼻芽中部又发现一条纵而向外弯成小沟，又将每个鼻芽分成内外两部。在内者为内鼻芽，在外者为外鼻芽（图42—2、42—3）。人另名这沟曰嗅沟，它的深处，即为嗅觉机关的嗅窝所在地；另一方面，此沟又有小缝与口腔相通。第42图即能代表当时的相貌。将来的鼻子，就由这些鼻芽建造而成（看图43—46）。

在另一方面，第一对鳃弓正在口鼻腔下方，充作该腔之底，而额芽则为腔盖。在很早的时期，当时胎体还只2～3毫米长的时候，人便能看见这第一对鳃弓已突出额芽之前。它的前端即分成上下两叶：在上者即为上颚芽，在下者即为下颚芽（参看43～46图），所以我们口腔的来源的确颇为复杂；当时口的形状有似宽阔横列的五边形的空洞。上方三边的中央部为额芽（当时未曾分部）所构成；两侧面界有上颚，下方界有下颚。至于上颚与额芽中间之小缝，

100

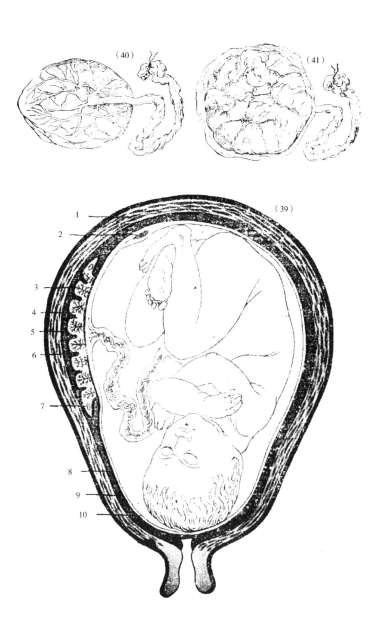

（40）　（41）　（39）

插图第七幅

# 插图第七幅图解（图 39～41）

这幅插图表示母子的各种关系及胞衣的结构。

39. 这一略图表示发育前进的胎儿与母体的关系：1. 子宫的筋肉；2. 残遗的脐囊；3. 胎盘上的寄生根；4. 母体的血窦；5. 胎盘基部的殡膜（属于母体的）；6. 胎盘的摺缝；7. 胎盘的边窦；8. 胎盘以外的堕膜（也属于固体的）；9. 胚囊壁（属于子体的）；10. 羊膜。（录自 Ahlfeld）

40. 胞衣的内面观：可见胎盘上的血管与脐带相连。

41. 胞衣的外面观，即与母体子宫壁相接之一面，这上面可见许多不平的突起。

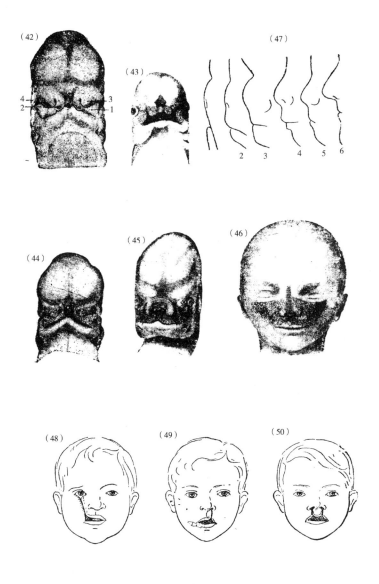

（42） （43） （47）

（44） （45） （46）

（48） （49） （50）

插图第八幅

103

# 插图第八幅图解（图 42～50）

这一幅图示明颜面的来源以及缺嘴的相貌。

42. 实长 11.3 毫米的人胚的头部。在这里人可以看到上颚芽与内鼻芽接合的状态（放大约 5 倍）：1. 上颚芽；2. 内鼻芽；3. 外鼻芽；4. 眼球。（录自 Rabl）

43～46. 为四个构成颜面渐进阶段：内、外鼻芽和上、下额芽都有特殊的标记，阅者一看即知，特别的说明几无必要。43. 五星期的胎儿的颜面；44. 六星期的胎儿的颜面；45. 八星期的胎儿的颜面；46. 四个月的胎儿的颜面。（录自 Arey；据 His, Rabl, Retzius 和 Scammon 等的著作）

47. 颜面渐进程途中各种侧面观的图形：1. 五个半星期的胎儿；2. 八星期的胎儿；3. 十星期的胎儿；4. 十三星期的胎儿；5. 分娩时的婴孩的侧面观；6. 欧人成长时的颜面的侧相。（录自 Arey）

48～50. 为三个缺嘴的相貌。（录自 Arey）

即为鼻泪缝，通到眼球。这一小道后来变为泪管；当人痛哭流泪时，眼泪能由此管先流至鼻腔，然后流出。俗人常说"痛哭流涕"，其实这时的鼻涕水即是来自眼中之眼泪，与通常的鼻涕截然不同。

后来上下两侧的芽状物都向前方中央线上凑合拢，颜面的形状就能渐渐表露出来了。左右两方的上颚芽，在进合时速率较快，故能伸过鼻芽之下，接成上颚，构成口腔的顶盖。至于内外鼻芽之间的小沟，将来就成为了我们左右两个鼻孔（图45）。下颚的接合看了插图之后，便不难了解。总之，待到二个月的时候，我们的颜面已经初型具备了（图45）。至于完成之日，要待16星期（图46）。我们的上唇，它的中部来自内鼻芽，它的两侧部来自上颚芽，与其内部的骨子完全可以对照的。下唇则完全来自下颚芽，毫无疑问。

总而言之，我们的鼻子和上下两颚最初统是铺在两侧面的，后来一步一步向前方中央线凑集，而成最后的颜面形状。面扁、面长，鼻高、鼻低，统缘于集中时程度多寡的关系（第47图表示此类凑集动作的侧面观）。这种重要的区别决不足以影响整个生人的命运，如一般胡说的相家所误解者。倘使内鼻芽与上颚芽中间的接合参差不齐，则有种种颜面上的怪相，缺嘴、兔嘴等异乎常人的形相就因而发生了（图48、49、50）。

**男女生殖器的来源**——我们在本书里绝难讨论到两性最初的来源问题。但是根据目前大多数学者的意见，男子能产两类不同的精虫（但在长成的形态上，还看不出它们的区别）：一类的头部细胞核中含有一个性染色体（名曰X），这精虫如果找到卵（卵只有一种，每个核中都有一个

X 染色体）使其受精，将来即能产生女孩（她的细胞核中共有两个性染色体，即两个 X），另一类精虫的头里也有一个性染色体，唯其体积较前者稍小（名曰 Y），它倘使与卵接合，将来即能产生男孩。照此看来，生男生女，是在卵与精虫相遇的一刹那间决定的，这完全是偶然的结果。人力至今尚无左右生男生女的方法。求神拜佛、地理风水更是迷信的勾当，不值一驳了。

雌雄早经决定，发生未来胎体的卵的母细胞或精虫的母细胞亦早已存在，但非有专家利用组织学或细胞学的智识，在发育各个时代的胎体中细细侦察，不能见其真相。这类智识，也不是我们在这书上所能细说的。

至于男女外方的生殖器官，倒是比较容易研究的，现在略为叙述。

在受精后六个星期的幼胚中，男女尚难判断，这还是未分性别的时代。到了第七星期，雌雄外部的生殖器官虽已稍露端倪，然其分别尚未怎样显著。我们特为一般阅者明白起见，在男孩发育的过程中，选了四个阶段（7 星期的，8 星期的，10 星期的，12 星期的）（图 51、52、53、54）。在女孩发育的过程中，也选同样时期（图 55、56、57、58）以资比较。大家如能将这两类图形互相对照观察，即能知道男女体外生殖器发育开端的时候，都只有一个突起，中央有一纵缝，这便是排尿和生殖两用的出缝（图 51～54－2）。后来在男孩上，阴茎渐自伸长，这缝自后而前地逐步关闭，结果只留接近龟头处之一小孔，这便是排尿和排精的总出孔。在女孩上，这突起后来并不伸长，纵缝关闭的动作也没有在男胎上那样前进，结果女胎上的生殖排尿孔老是一条纵列的长缝（图 55—58）。

至于最初那个突起两侧的小突，在女胎上后来变为阴户外面的大阴唇和小阴唇；在男胎上则为阴囊，此为未来精巢的居留地。

说到男子的精巢，它本来是留在身体内部，与卵巢相似的，但待第三月以后，才开始下降外移；要到第九月，才告完工。

最后说到那突起的尖端，在男孩上变为龟头，在女孩上变为阴核。

总之，男女的分别本来是源远流长，但就外面观察，则自八星期以后，开始显露区别；真正显明的程度要待三个月后才能表现。男女生殖器官本来是同源的，各部都能一一互相对照。① 成长时代的生殖器，容待第五章上再研究。

## 七、提要和结论

这一章中，我们所说的，无论在哪一部分都极简略，许多重要而涉及专门的材料，故意避开不提，免得读者感觉晦涩难解，而减损了兴味。虽然如此，但是我想大家看到这些叙述之后——尤其看到上面那许多很明显的插图之后，对于人体的来源，对于自身的发育，以及母子间的关系，多少能明白其大略罢。倘使有人还嫌我们上文的叙述过于烦琐的话，我极愿在这结论上再作一个更简约的提

---

① 人类中，间时亦有人见到外方有阴茎（阴囊中无睾丸），形似男性，但其体内又有卵巢，又似女性。亦有外方绝似女性，但基体内还有精巢。这是中间性的个体。俗称半雌雄。

要。人卵的结构和其他动物的卵完全一样。颜色微白，形体有如沙粒。受精之后，立时分裂，结果产生桑葚状的幼胚；它即在母体子宫壁中穿凿洞穴，营其寄生生活。后来母子接触最密切的部分就是胎盘。胎体此后受母体的保护，得母体的给养，体积因而增大，内部结构亦由简单渐增繁复。

在第三星期的时候，我们的身体长只1.5毫米左右，当时形如一粒扁扁的芝麻，中间只有一条原线和初期的神经沟，此外什么都看不十分清楚。

待到第四星期，体长不过2.5毫米。神经沟已颇深刻，身体中的重要阶段也开始表现：头颈两侧且已发现鳃缝；面部的上下颚芽已经露出；口与消化管中间相隔的咽膜已经自己穿破；肝脏、肺脏、肾脏、心脏、血管、血球都已开始建造起来。说到头部的知觉器官，眼与耳和颜面神经结都已显露端倪。身体中部的脊椎骨的粗型（脊索）亦正在赶工建造中。

到第五星期，体长5.5毫米鳃缝愈加明显；口舌开始在口腔内突出一点；食管、胃与肠已有界限；脺脏也发现了。头部的知觉器中，又添上鼻囊，这便是来日嗅觉器官的发祥地。

第六星期。体长11毫米，尾巴显得非常清楚；消化管更分化得厉害，盲肠也发现了。体外的生殖器开始向外突出。五个脑房已经分化成功；头部的神经和大交感神经都已开始建造。甲状腺和胸腺也开始表现于咽部了。

第七星期，体长约17毫米，鳃缝消失。牙床发现，两颚已开始骨化。

第八星期，体长约25毫米。鼻扁平，眼成形，手指脚趾都已分出；尾巴开始退化。消化管中各部分更加完整。体腔已由横膈膜分成胸腔与腹腔。男女的生殖器的分别益发明显。身体各部的软骨已开始化为硬骨。

第十星期，体长约 43 毫米。头部高耸。手足形状齐全。指甲已发现。肛门已开放。男女生殖器更臻完全。

第十二星期。体长约 68 毫米，头中脑量大增。两性容易分别。

第十六星期。体长约 120 毫米。人的颜面完全显露。头上已有头发。身体已能随意转动成为了完整的小人。后来只要逐渐增大就是了。

这般流水账式的提要，也许在读者觉得枯燥乏味。我们看到了这一篇发育的流水账之后，大概总可以知道自己的一生是开始于受精之后，自己身体上一切的器官都是在发育旅途中，渐次变化而成，决不是预先造成也不是一下变出的。我们发育初期所有的形态简单到不成样子，简直连粪缸里的蛆和秽水里的孑孓也不如。我们还经过有鳃缝、有尾巴（占全身 2/10 以上）、酷似鱼形的时期。因为这样，所以有许多学者承认人的祖先——数千万年以前的远祖——会在水中生活，以鳃营呼吸，有似鱼类的形态（当然不是现有的鱼类）。这些祖先后来再经过兽类的形态之后，才进化至目前的人类。这些远祖在过去长期进化场中，有些会经用过的器官，后因无用以致退化，但是这些退化的遗物仍能在每个人类发育之过程中，稍一显露，一见即消，正如排演历史电影一般。这便所谓"复演的法则"。

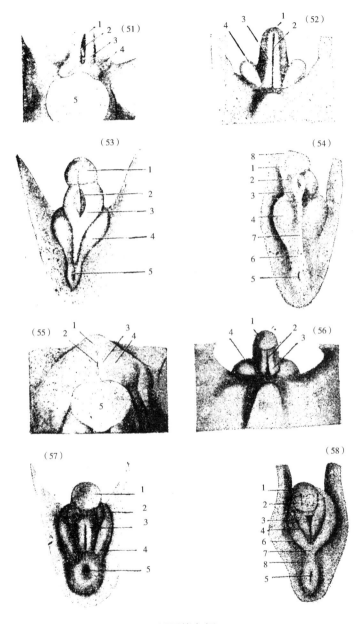

插图第九幅

# 插图第九幅图解（图 51 ~ 58）

这幅图分别表示男女胎儿三月以前的两性生殖器官发生的程序，可以互相对照。

51 ~ 54 图表示男孩生殖器发育的四个阶段（录自 Spaulsing）：

51. 七星期的男胎生殖器，放大约 10 倍：1. 龟头；2. 尿沟；3. 尿沟岗；4. 阴囊的初型；5. 尾巴。

52. 八星期的男胎生殖器，放大约 8 倍：1. 龟头；2. 尿沟；3. 尿沟岗；4. 阴囊。

53. 十星期的男胎生殖器，放大约 6 倍：1. 龟头；2. 尿沟；3. 尿沟岗；4. 阴囊；5. 肛门。

54. 十二星期的男胎生殖器，放大约 5 倍：1. 龟头；2. 阴茎；3. 尿沟岗；4. 阴囊；5. 肛门；6. 阴会；7. 尿沟接合线；8. 龟头上的上皮组织。

55 ~ 58 图表示女孩生殖器发育的四个阶段。（录自 Spaulsing）

55. 七星期的女胎生殖器，放大约 12 倍：1. 阴核；2. 尿沟；3. 尿沟岗；4. 阴唇的初型；5. 尾。

56. 八星期的女胎生殖器，放大约 10 倍：1. 阴核；2. 尿沟；3. 尿沟岗；4. 阴唇。

57. 十星期的女胎生殖器，放大约 8 倍：1. 阴核；2. 阴核体；3. 尿沟岗；4. 阴唇；5. 肛门。

58. 十二星期的女胎生殖器，放大约 5 倍：1. 阴核；2. 阴核上的上皮组织；3. 阴道；4. 小阴唇；5. 肛门；6. 大阴唇；7. 阴道下方的连络体；8. 阴会。

## 本章主要参考书约有以下几种：

Arey: *Developmental Anatomy*, London, 1933.

Brachet: *Traite de l'emoryologie des Veriebrés*, 第二版, 1935. (已由朱洗译成中文)

Hertwig (Os.): *Traité d'emiryologie ou Histoire du developpement de phomme et des Vertébrés.* 法译本 Paris, 1900.

Tourneux: Précis d'embryologie humaine, 第三版 Paris, 1921.

# 第四章　怪胎与双胎

怪胎与双胎不限于人类，在动物界①甚至植物界都能有异常的胎体。大凡形状比较清楚的都有专门的名称。形状不齐整、奇形怪相的，无以名之，总称曰怪胎。

怪胎学（Tératclogie）和胚胎学实在是二门连带的科学，要想详细叙述，非有专书不可。我们目前的任务只是先陈述几种比较常见的人类怪胎，再就可能的范围以内，稍作一点简明的解释。

## 一、人类怪胎和双胎的事实

我们所说的怪胎这一名词，实际并不能有一明确的界限，但多半是指那些已有相当身材人且眼所能见的畸形胎体。至于发育初期中途夭殇的胎体，尚少有人注意（至少在人类上是的确如此的），当然撇开不提了。

奇形怪状的相貌可以见之于体内器官，亦可见之于体外器官。见诸体内者，人目难见，多数消失无闻（有些怪胎产出之后，已经腐化，细细研究已不可能）；见诸体外

---

① 双头龟、两头蛇（两头并在一起）去年年底（1938）在上海大新公司展览过，许多上海游人都看到的。

者，早为古人所洞悉。各处民族对此都有种种传说和迷信的诠解。中国的习俗则以怪胎为家庭不祥之兆。这是迷信的见解。关于科学的解释停一会儿再谈。目前还是先举几种怪胎的形状。

在头部，有无脑的（图59），有小脑（图60），有大脑（图61）、独眼（图62）、三叶舌（图63）、各种缺嘴（图48—50），等等，都是颇常见的怪胎。

在体干部上，有裂腹（图64）、裂背等怪胎。

在四肢上，有有手无臂、两腿愈合的怪胎（图65），有有臂有腿而无手脚的怪胎（图66）；有的具有六个手指（图67）；有的具七个手指（图68）；有的只有四个手指（图70）；有的只有三个手指（图71）；有的弯指（图69）。脚趾也有类似的变异，不胜枚举。

有的怪胎，在六月之后尚有长长的尾巴。

有的怪胎有头无体（图72），更为稀罕。至于耳目口鼻手足、背胸位置的变动：或弯或曲或偏或斜，更是多至不胜其繁。① 以上这些怪形的胎体，倘使他的反常的器官不关重要（如手脚等），他们能继续生存，否则或在胎内夭折，或在产后即死。

说到双胎亦可分作几类。有的真双胎，由同一卵中生出，他们处在同一胚囊中，共一胎盘营养（图73），通常是同性的。他们的相貌彼此相若，常令生母亦不能辨别，外人更不用说了。有的是假双胎，原由两个不同的卵中发

---

① 中国古书上所说的舜目重瞳，禹耳三漏，重耳骈胁，孔子圩顶，周公四乳，这都是可能的畸形相貌。四乳的人不只周公，现今亦有存者。

114

育成功，他们的相貌不能全同，性别也不一定同样。以上两类子体形状倘使是正常的，便可以达到长成。但是还有第三类双胎。他们的身体某部分相连：有在背面，有的在腹面（图74），有的在头部（图75），有的在头胸部（图76），有的在尻部（图77），有的在侧面（图78），有的屁股与屁股愈合一起（图79），有的头与头并合一道（图80）。此外还有身材不均等的双胎，形象也很稀罕。小的一个，常常接在大者身体之某部：或在腹部（图81），或在口部（图82），或在肛部。这类胎体通常是早期夭殇的，能生活的极其少数。

但是我们不要忘记一件在双胎史上最有价值的事。这便是1811年在暹逻王国里，生了一对双胎，他们两兄（或两弟）的胸部皮肤连接一起，真可说是生死不离的同胞了。一个名阿张，一个名阿王。他们在本地被判罪以后，跟着美国巴南（Barnum）马戏班遍游欧美，借畸形的体貌号召观众，积钱极多。他们并和两个英女结婚，各人生了许多子女。阿张忽于1874年染疾不治而死，阿王不久因受阿张之腐血中毒而毙命，享年七十有三岁。

## 二、怪胎和双胎的起因

我们在本章开端，已经说过怪胎学和胚胎学是二门连带的科学。要想明白奇形怪状的来源，必先了解正常胎体的来源。倘使对于正常的形态，昧然不知其来历，而想解释怪胎，乃是不可能的事。

为什么由一个形状极原始（因为圆球是形中之最简单者）、结构最简单、身材小细到只像一粒白砂似的人卵中，

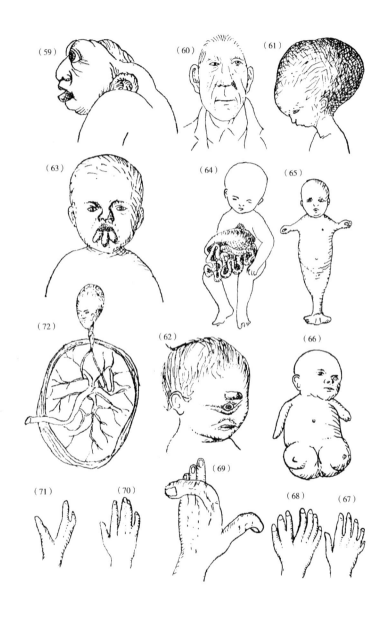

插图第十幅

# 插图第十幅图解 （图 59～72）

这一幅图表示各种畸形的人相及其怪胎。 （统录自
Arey）

59. 无脑的怪胎。

60. 小脑的怪胎。

61. 巨脑的怪胎。

62. 独眼的怪胎。他的眼生在中央、眼上还有一根象鼻似的突出体。
产后即死。

63. 舌分三叶的怪胎。

64. 腹部裂开、内脏外露的怪胎。

65. 有手无臂、两腿愈合的怪胎。

66. 有臂有腿，而无手足的怪胎。

67. 六指的畸形。

68. 七指的畸形。

69. 弯指的畸形。

70. 四指的畸形，因为其中有两指接合未分。

71. 三指的畸形。

72. 有头无体的怪胎；头部直接由脐带连于胎盘之上。

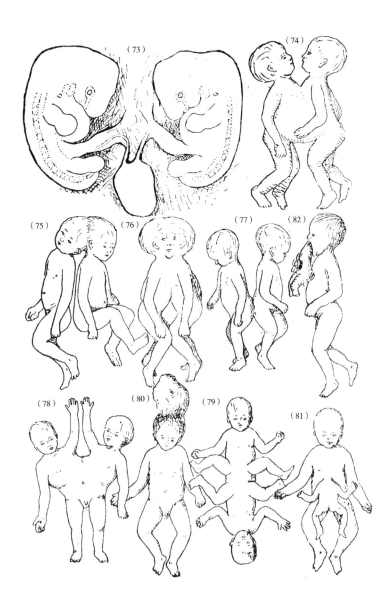

插图第十一幅

# 插图第十一幅图解（图 73 ~ 82）

这一幅图表示各种人类的双胎。（统录自 Arey）

73. 实长 12 毫米的人胚双胎；他们各有脐带，且同一脐囊（放大约 3 倍半）。

74. 胸腹愈合的双胎。

75. 头部接合的双胎。

76. 面部接合的双胎。

77. 尻部接合的双胎。

78. 腰部两侧接合的双胎。

79. 屁股接合的双胎。

80. 头顶接合的双胎。

81. 一大一小，接合于腹部的双胎。

82. 一大一小，接合于口部的双胎。

能够生出如此复杂的小人来呢？

难道卵中隐藏着一个细微看不见的小人，他在子宫中得母体的营养，增大而成婴孩，如古代一般"惟卵"说者所梦想的么？

不是的！决乎不是的！

卵只是一个细胞，没有任何小人，也没有任何已成的器官。但是卵中含有各类重要的物质和发育的潜在能力（至少这句断语可以应用到脊椎动物，软体动物和原索动物上）。

那么，这些物质——藏有发育潜能的物质——我们能否见到呢？

根据新近许多学者在别类动物——脊椎动物和无脊椎动物——上研究的结果，知道卵中主要的物质，不但能见，而且分区排列：筋骨、脑髓以及耳、目、口、鼻，各类重要的器官都事先预备好各自的物质，而且此类物质都有其一定的位置，整而不紊。将来在发育过程中，筋骨的物质分到许多变成筋肉和骨骼的细胞里，归到它们应去的地位上去；脑髓和各种知觉器官等……物质也都能各自分别进化，建造其指定的器官，如同建筑师和绘画者利用若干基本原料，按着一定的计划，先建造粗大的格局，再添上细致的装饰，终于完成一个复杂的作品和工程。

总之，卵中虽无已成的小人，也无已成的小人器官，但它包含着各类能够建造小人器官的基本物质，人们名这样的物质曰器官形成质（Sbstances organoformatrices）。

怎样能知道这些物质有一定的排列次序呢？

我们是否能够将这些物质分散，或破坏其一部分，而得到双胎或各种各类的怪胎呢？关于人为的怪胎工作，前人做得很多很多。有用各种毒性的化学品，有用高温，有用针刺，有用震动，等等方法，倘使用得适当——不"太过"，也不"不及"（太过则发育早期停顿，不及则毫无影响）——即能发生各种各类畸形的胎体。在人类中，实验的工作是素来最欠缺的（谁愿意自己产生怪胎呢？），所以要想了解人类中的怪胎，务必借助于别种动物上的研究。

在脊椎动物中，制造怪胎的实验工作，要算在两栖类上做得最多而最详尽。实验的方法有种种：或用头发在第一次分裂线上，将蝾螈初分裂出的二个子细胞缢断，使其各自发育（Endre，1894；Herlitzka，1896，1897，1901；Spemann，1901，Spemann 和 Felkenberg 1919），或用上下二玻璃片将分裂各时期的蛙卵紧紧压起，而再颠倒其天然的方向，使平常向天的一端向地，向地的一端向天（Schutze，1894；Morgan 1895；Schleip 和 Penners，1928；Penners，1929），或用两边不均的温度接于蝾螈胎儿身体的两侧（Gilchrist，1928），或用移栽同种的（或异种的）"机构者"（Organisateur）或胎体上别种的组织（Spemann，1918，1924，1928；Mangold，1923，1928，1933；Geintz，1925；Bautzmann，1932—1933；Dalcq，1934，1935），或用别种机械的破坏方法；用之适当，都能得到怪胎或双胎，但都早期夭殇。

另外还有不少的学者利用电动离心机的离心力，颠倒蛙卵内的物质，或者专为探究卵中各类被移动的物质对于发育的关系，或者追究发育过程中卵内物理状态的改变（Morgan，1902，1906，1910；Jenkinson，1915；Konopaka，1908；Oedquist，1922；Bagini 1925）。或许因为手术欠周到（离心力或不及）的缘故，除少数人（Jenkinsen）观察到一些畸形的胎儿外，双胎的事实在我的智识中，未有所闻。

现在要说到我个人在这方面的一点工作的成绩。以前在中山大学时，因为想用电动离心机分散蛙类异种交配的细胞核，勿使接合，但在这类实验中，没有发现双胎。后来继续研究，至今已是第七年了。现在我们很容易用小型的电动离心机（中轴与放卵的管底相距12厘米，每分钟3000转）使刚受精的蛙卵放在那里转一分钟，使其内部的器官形成质受到位置的移动，结果可以产生许多的双胎，有的还能得到双头的小蛙（图83）或各类畸形的胎体，此处不能一一陈述。①

三年前，在北平我再进一步，在未经受过精的蛙卵上，追究其器官形成质的排列法。因为前人一切的工作，都是在受精以后做的，他们都认为受精以前，这类物质并没有一定的位置，即受颠倒，亦不会产生任何影响。但我用了较强的离心力（2～3分钟，每分钟仍是3000转）。结果亦得到许多怪胎和双胎。有的嘴极尖，嘴端没有固着器；有的只有一个（通常有两个）；有的身体两边不对称，色彩也不同；有的前端分成左右两部；有的是三眼的怪胎（图84）。有的则为双头两口的怪物（图85）。

有了这类结果之后，便可断定蛙卵在未受精以前，它的内部的器官形成质已有一定的位置，倘使这些位置一被离心力扰乱，即成怪胎；倘使分散成两部，则成各种等级

---

① 参考：Tchou-Su（朱洗）：*Embryons doubles obtenus par la centrifugation des Oeufs d'Anoures récemment fécondés. Origine des localisations germinales*（C. R. Soc. de Biol., Paris, CXXII, p. 43, 1936）。
再参考：朱洗《实验的蛙类双胎》（《生物学杂志》，第一卷，第三期，1936）。

的双胎，或双头一体的怪胎。[①]

今年我只用适当的压力（将卵放于上下二载玻片之间，再在上面加了一定的重量）压迫未曾受精的蛙卵，使其内部的物质变动位置；压后再使受精，这样又得到同样的结果：奇形怪状的胎体要占总数四分之一。其中有少数则为双头、二口、四目、四鳃、四鼻孔的蝌蚪（图 86—87）（这结果尚未公布）。但是这类结果可以辅助前者证明同一的道理：蛙卵在未受精前它的器官形成质已有一定的位置，此种位置，如受外力的扰乱，即成怪胎。

## 三、结  论

我们之所以对于制造蛙类怪胎的问题说了许多的话，是因为这些实验的结果可以给我们一线解释人类怪胎的曙光——尤其是最后两类实验的结果（离心力和压力）能够启示我们：人类的卵，或在未受精以前（在母亲的体腔中，或在输卵管的上端），或在受了精后的发育初期（在输卵管之下部或子宫中）倘使受了偶然的震动，或外力的压迫（每蛙卵只须 138 公分，即千分之 138 克即能使其内部物质受到改变，而成怪胎），令其内部器官形成质受到影响，而成怪胎或双胎，乃是很可以了解的。至于前人所举的种种原因（营养不良，氧气不足，或在子宫中受毒……），我以为可以解释发育不健全、早期夭殇的怪胎，不足以解释生长正常、生气蓬勃的怪胎；倘使压迫过甚，自然亦会成为早

---

① 参考：Tcbou-Su（朱洗）：*Localisations germinales dans l'oeuf vierge d' Anoures* (C. R. Acad. Sc. t. 207, p. 599, 1938)（法国科学院的报告）。

死或残疾的胎体。

最后，还要知道在上述这许多外界影响的旁边，我们切不要忘却有的卵的本身物质就不完全，或者过分成熟（遇到精虫过迟），或者不够成熟（遇到精虫太早），都能发生畸形的发育，[1] 这是怪胎的原因，也是不应忽略的。

## 本章较普遍的参考书：

Arey：*Developmental anatomy*，*Ch*，*VI*，London，1930.

Dalcq：*L'organisation de l'oevf ches les Chordés*，Paris，1935.

Rabaud：*La Teraiogénèse*，Paris，1914.

Rabaud：*Traité de Physiologie normale et pathologique*，*T. XI*，*Reproduction*，p. 473 ~ 488，Paris，1927.

---

① 参考：Bataillon 和 Tchou-Su（朱洗）：*Etudes analytiques et expérimentales sur les rythmes cinétiques dans l'oeuf*（*Hyla arborea*，*Paracentrotus lividus*，*Bombyx mori*）（Archives de Biologie，XL. p. 439 ~ 540，1930.）—*Analyse expérimentale da la Fécondation et sa définition par les processus cinétiques.*（Ann. des Sc. Nat. Zool.，10 Serie，1934.）

Tchou-Su（朱洗）和 Chen-Chao-Hsi（陈兆熙）：*Recerchers sur l'activabilité et la fécondabilité de l'oeuf du poison osseux*（*Carasius aurdtus*）（*The Chinese Journal of Experimental Biology*，*Vol. I*，*No 2*，*p.* 169 ~ 188，1936.）

# 第五章　人生蛋

　　我们在母体子宫中的生活经过，上文第三章已经约略说过。我们离开母体之后，发育仍是继续前进的；我们身体里的确有许多种器官全靠产后陆续生长添补，才抵于完全，使能适应于自然界中独立谋生的条件：避免千万敌害，寻觅适当养料，生产后代子孙，……一言以蔽之：我们离开母体以后的生长现象，还是待补充的。

　　我们在这一章上，预备先述人类产后各器官生长的概况，再进而追究男女两性的生殖器官。生殖器官对于本身的生存，固无多大用处（没有生殖器的人，一样的可以生存）。但对于后嗣的绵续，关系至为重大。人类倘使不继续生育，数十年之后，人种必绝迹于地上。

## 一、人体生长的概要

　　我们的长大可以分成若干阶段。第一是卵的时期，形状简陋，不识不知，生命虽然继续存在，但一点也不能自己移动位置（被动的移动当然可能）；体内所藏的器官形成质虽极丰富，但未有动用的机会。这便是受精以后，到两礼拜的一段时期，名曰卵的时期。待到我们进入母体子宫壁中，正式的分化就逐步展开了；各类重要器官陆续诞生。

125

自二星期到二月之内，统称之为胚胎时期。再自第二月之后到分娩，称之为胎儿时期。

出了母体之后，我们的生活方式完全改变：我们由昔日的囹圄生活，变为自由独立的生活。旧日胎盘、胞衣、脐带等寄生时代必要的器具现在一概都抛弃了。我们得学习别种生活方式。我们的肺部自己呼吸空气；我们的肾脏自己排除血液中的废物；我们的身体要生长，要增大，要增强；我们的两足要练习步行；我们的两手要练习操作；我们的头脑要练习思维记忆；我们的五官要执掌千百种知觉的工作。自由生活比寄生生活困难得多。胎儿时代坐分母食，但产出之后，便要自己挣扎奋斗，才能生活。

一般人都将产后的生活又分为若干时期。第一是婴孩时期，自产后至一周年，几乎全赖母乳为生。第二为童年时期，自第二年到第六年，这一时候，孩子已有乳牙，可以咀嚼各种固体的食料。第三为童子时期，自6岁至10岁；此时乳牙脱落，改换成固定牙齿；进食更加方便；身体活泼，身心都发展得很快。第四为少年时期，男的10岁后至15岁，女的10岁至16岁；这时候男女的身体都已生长到相当完全，他们便要准备下代了。男童的精巢开始产生精虫；女量的卵巢也开始产卵，因此发现月经。故又称发情期。

发情期以后的六年为青年期。青年期以后20岁至60岁，都称之为壮年期。自60岁以后，则纯是老年期了。

说到在生长的长时期中，我们身体各部外形的改变，也是一种很有趣的研究。年纪愈幼，头部愈长大，体部四肢愈细弱；年龄愈增进，体部与四肢的生长比较头部快得许多。所以在第二月的人胚，头部之长能达身体全长45%。

待到成年便降至15%。其他各部的长度比例，参看第88略图，便能一目了然。

说到体重方面的改变也极可注意。2月的人胚中，头占体重45%；到成年时只占7%。体干部的比例没有多大改变：2月时50%，25岁时53%。四肢的比例前后相差更多：2月时手臂占全体重量3%，成年时增至10%；2月时的脚腿占重体量3%，成年时增至10倍（30%）。

至于身体表面的面积：初生的婴孩为2500平方厘米。成年时代只增加7倍；但是当时的体重大约要增加20倍。可知成年人身体表面的面积与其所有的体积反较婴孩时代少了许多。这与身体的新陈代谢作用有关，胎体时代比成年成长迅速得多！

谈到体积的改变。卵在第一月初到第一月底，体积大约增加8000倍（自一个细砂似的卵球至最大直径达14毫米的胚囊；当时胎体本身长达2.5毫米）。自第一月底至第二月底只增加499倍（此时胎体长约25毫米，重约2克）。自第二月底至第三月底，体积只增加11倍（重24克）。第三月至第四月，只增4倍。自第四月至第五月只增1.75倍。后续每月所增都不到一倍，最后第九月到第十月（照夏历计算）只增0.33倍。分娩以后到成年，历时20余年，只增20倍左右。据此，可知体积增长，也是愈幼愈快、愈长愈缓了。

最后，论到各器官的生长，则以神经系和其他对于本身生存有重要关系的器官长得较快，而以准备后代的器官——生殖器官——生长得最为迟缓。生殖器在分娩后一直到发情期将至以前，几乎没有多大增长。要待身体上其他器官长到相当完备，足以应付本体生存一切需要的时候，男女的生殖器才开始发育，而且一经开始，他们的生长速率便高出一切。这时候，男女的情窦已开，身体的外形和内心的情绪都有剧烈的变化。

就外形方面说，男女的乳房都开始胀大。但男的稍胀即停；女的连续发育，成为来日供养婴孩不可少的主要器官。男子的嗓音变粗，腋部和阴部都生出毛来，胡须也变硬变粗；阴茎也大大发育而长大，能受感动而成强竖状态。女子乳房膨大，阴部长毛，每月发现经水，此即开始产卵或生蛋的象征。

男女的生殖器官既为生产传递不可缺少的要物，理应和别的维持本体的器官同样看待、公开讨论的。我们目前既然讨论生殖的问题，对于男女的生殖器官先有一比较详尽叙述。这是所有的男女对于自身应有的认识。谁怀着神秘的观念，来看我们的叙述，谁即是昧于求知者。

## 二、男子生殖的准备

男子生殖器的形态乃是人所共知的——但是只知道外面的一部分。我们先陈述它的实体的结构，然后来研究各部的功用。

男子生殖器大概可分作四部：第一部是产生精虫的场所，生理作用最为重要，这便是精巢。第二部是输导和积储精液的机关，如输精管、储精囊、射精管和尿道。第三部是生殖器的附属腺，常居于输运精液的路旁，它们的排泄物对于生殖亦曾有若干次要的作用，如摄护腺等。第四部是交接器，生在输精管的末端，能依强直的注射力，将男子的精液在交合时，射入妇人的子宫颈中，这便是阴茎。

**精巢**——男子的精巢（又名睾丸）与女子的卵巢相对立，都是产生生殖细胞的主要器官。成人的精巢只有二枚，留于外露腹下的小囊中，名之曰阴囊（图89）。睾丸在阴囊中系有韧带，但颇为溜滑，常能移动位置。说到这里，我们又不得不知道，有些脊椎动物，睾丸长留体腔中，永不外出；有的只在生殖时期走入阴囊中，露出体外。人类的睾丸虽是长留体外，然其内入之路并未闭塞，间时内入亦属可能。

我们应该注意精巢本来生在体腔中，后来渐渐迁到外方来的。

精巢发现的最初地点本与肾脏相并。三月以前的胎儿的生殖器官是一样的，属男属女尚难判断。待到三月以后，精巢渐自显露头角，而且在它的上下，发现了维系它的连带。一直到第六月，人才看见左右两精巢开始向下移动（它们本来是留在腰部的）。足足需要三个月长的时间，才能完全进入体外的阴囊。亦有临到分娩的男孩，睾丸还未到达到阴囊；有的始终走不出，只有长留体腔之中。后者是一种畸形状态，对于生殖常有妨碍，但目前已能医治。间时亦有男子只有一个精巢的，这一精巢亦能照常发育，亦能生殖。[①] 我们在这里不能涉及许多解释精巢外移的理论，我们只认识此种事实，也就够了。

睾丸形如扁鸽蛋。外部圆滑，只有一边隆有一小岗；在这岗上，有血管、神经和许多导精的细管结集在一起，无以名之，名它副睾丸（图89）。

---

① 法国大文豪法朗斯（Anatole France）虽写过具三精巢的男子，但未经详细研究，很难信以为真。

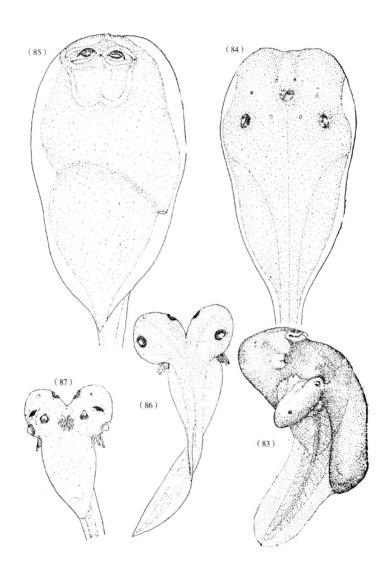

插图第十二幅

# 插图第十二幅图解（图 83—87）

这一幅插图表示蛙类的人为的怪胎。

83. 黑斑蛙（华中、华北都很普遍，学名：Rarta nigro-maculata）的卵，经过人工受精后 75 分钟，再经离心机转一分钟所得的怪胎。该图代表它在 94 点钟时的形态（放大约 12 倍）。大头上有两只眼，一对固着器都很清楚；小头上只有一只眼，位于中央，一个固着器。大小头之两侧统露出外鳃的初型；各有一个心脏，开始跳动；各有两只内耳。这只人为的两头一体的怪蛙已养至变态以后，成为双头的小蛙，堪称世界上所有的人为怪胎之最长寿者。

84. 蟾蜍（Bufo bufo asiaticus）的卵受精后 2 分钟，再放入离心机，转 3 分钟所得的怪胎，这是第 21 天所有的背面上的相貌。它有两个口；四个鼻孔（在眼下）；三只眼：一只在中央，两只在两侧。此外头角上还有两个颅顶孔（放大约 12 倍）。

85. 蟾蜍的未经受精的卵，先放入离心机中，转 3 分钟，再使受精所得的怪胎，第 23 天的腹面相貌。它有两个很完全的口，口外绕有几丁质的牙齿（放大约 12 倍）。

86. 黑斑蛙的未受精的卵，先压 2 小时（压力每卵约 0.013 克）之后再令受精所得的怪胎，三天半时的背面观。它有两个身材相等的头；每头各有两眼，一口，两簇外鳃，两个鼻孔，两个固着器（见下图），但心脏只有一个（放大约 14 倍）。

87. 同上腹面观（放大约 14 倍）。

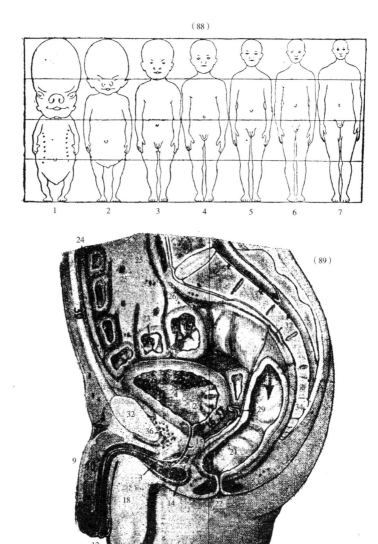

（88）

（89）

插图第十三幅

# 插图第十三幅图解（图 88~89）

88. 该略图示明人类产前产后身体各部的比例：1. 2 月的胎体；2. 5 月的胎体；3. 新生的婴孩；4. 2 岁的小孩；5. 6 岁的孩童；6. 12 岁的儿童；7. 25 岁的成人相貌（录自 Stratz）。

89. 该图示明男子身体下部的纵剖面（此图应与 97 图互相比较，标记号数又能对照）：1. 膀胱；2. 尿道之下出孔；3. 尿道；9. 阴茎；10. 海绵体；11. 龟头；12. 尿孔；13. 阴茎的基部；14. 库柏氏腺；15. 摄护腺；16. 右边的储精囊；17. 输精管；18. 阴囊中的隔膜；19. 结肠的断面；20. 结肠之后部；21. 直肠；22. 肛门；23. 小肠；24. 肠纲膜；25. 肠膜及其神经结；25—26. 耻坐骨部的中结肠；30. 腹壁；32. 耻骨之缝合；33. 尻椎骨；34. 尾椎骨；36. 桑多尼氏静脉纲；36″. 阴茎静脉；37. 尻部动脉（录自 Quillet 的《医学百科全书》）。

睾丸的身材因年龄和生理状态而变。童子时代，它们的形体甚小。春情将动时，生长很快，不久即能产生精虫。成年人的精巢长可 40～45 毫米，宽 30 毫米，厚 25 毫米。人至老年，精巢体积并不减少，反能膨胀。副睾丸则仆于精巢之侧面，长约 50 毫米，宽 12 毫米，厚 5 毫米。通常名它的上部曰头，中部曰体，下部曰尾（图 91）。这都是不很重要的名称。每个精巢连同副睾丸重约 18～22 克，其中副睾丸约 4 克。精巢在生活时代，质颇坚硬而有弹性，副睾丸质较软，这是外表的形象。

倘将这男性生殖的重要器官剖切开来观看，便能见到许多更真确的构造，同时也可以了解我们生殖的要物——精虫的来历。

我们先从它的最广的一面（正面）切开，如 91 图所示者。我们即知精巢好像是一个囊子，内分若干小格。格壁之膜与外方之囊膜相连，都由韧性之组织所构成，厚可 1 毫米。在这里最须注意的是格内的物质。这才是真正与生殖有关的物质。这些物质非常柔软，用手即能觉知其毫无抵抗能力。若为扩大视线起见，将它搬到显微镜底下细细检视，即知这种胶冻物原由许许多多细长的——人目不能见的小管子，曲屈堆积而成。这些小管是精虫的真正的发源地。到了现在，我们才观察到男子生殖器官的堂奥里来了。因为这些细长——比头发还要细长的管子的内壁有生产精虫的作用，故名之曰生精管。

如用更完善的显微镜细细检查这生精管的结构，我们可以知道一般人认为妙不可言的精虫发生的状态。要想达到这目的，必先将生精管切成很薄很薄——比包香烟的薄纸还要薄许多倍的薄片（5/1000 毫米厚的薄片），再把它染成彩色，装制完竣，再藏于薄玻片之内（这是组织学的专门手术，我们一概不提），才能供细微观察之用。这是近代学术界的新贡献，古人是无法享受此类眼福的，所以他们的猜想常是离奇可笑的。

我们假设片子已经做就。而在这片子里面所含的多数生精管的切面中，我们只选一个横剖面之一部，放大 900倍，作为此次研究的材料，这便是第 92 图上所绘的形式。

在这图的下方我们看到生精管的管壁。它的内方（图上是上方）第一列的细胞是准备变为精虫的始祖细胞（学名是原精细胞），原精细胞后来增大体积，遂成为母精细胞。由母精细胞再自分裂二次（它内部的染色体要减去半数——由 48 灭至 24 个）即为幼精虫。由幼精虫就能直接变为精虫。在它的变化过程中，细胞核尽量收缩，变为形小质坚的精虫之头部（受精之后，在卵中它再膨胀而成正常的细胞核，名曰雄性原核）。头上戴有精冠，头后伸出尾巴，一切过分的核外原形质全被抛弃而成残物，结果即成为我们前已细细观察过的精虫。（图 1）

粗粗看了精虫诞生的状态之后，还应该知道生精管里还有一类不能产生精虫的细胞，但是它能分泌出有效的物质，刺激男子身体上其他与男性有关的器官之发育，使能获得男相，这便是萨尔多里氏细胞（Cellule de Sertoli）。

关于精虫身上的细微结构，前已说过（图 1）。我们现在再来补述一点关于精巢的内部结构。

每根生精管长可达一公尺，但曲折异常，堆垒成一小块。集三四小块组成精巢中之小叶。每个精巢大约有 200～300 个小叶；所以生精管的总数不在 900 以下。倘使将这些生精管一一连接起来，其长能达一里半以上（800～850

公尺）。同叶的生精管的末端先汇到一根共适的短管上（名曰直管），然后抵达精巢的脐部（又名海毛尔氏体）；再在此处集成许多纵横交错的沟窦，它的具体形状有如洗脸的海绵，人名谓哈勒氏网（Réseau de Haller 或 Rete Vasculosum testis）。此外，在这地点上还集有许多血管和淋巴管。

再由哈勒氏网中发出 10~15 根导管；它们开始是直走的，后来各自曲折堆集成一个锥形体。最后这些锥形体又汇合到一个长而曲折的总导管，名曰副睾丸导管。这便是构成副睾丸的主要成分。副睾丸导管曲折盘绕，全长可达 6~8公尺。这根总的导精管出了副睾丸之后，又改名为输精管。

总之，精巢是男性生殖器官的主要部分。精虫自生精管中生出之后，混在其他的排泄物中，被各种导管先导至副睾丸中，再由输精管向上，向内导至贮精囊（图90）。我们既有两个精巢亦有两根输精管，各管各有其相关的储精囊；每个储精囊有其外导的管子，名曰注射管。每次交合出精的时候，储精囊里所储蓄的精液即注入尿道中，由阴茎顶端排出体外，构成泄精或射精的动作。其所射出之液体名曰精液。精液中除精虫以外，还有别类排泄物，有来自生精管中，有来自副睾丸中，有来自储精囊中，亦有来自其他的排泄腺中（如摄护腺、库柏氏腺等）。

精液色形有如稀薄的粉糊；气味很特别，因为内合一种碱性的物质，名曰精素［药名：赐保命（Spermine）］。精液体质比水重，遇高热和酸类都能成为胶冻状态，微带碱牲。

精虫本由很宝贵的细胞构成。每次出精须丧失 2 万万多条精虫，对于身体害多益少。淫欲过度的人，身体虚损，心身两受损害，乃是必然的结果；吃"赐保命"还不如少泄精为妙。

但是精巢除生产精虫以外，还有别种作用，并有别类细胞专事分泌种种对于人身各部生长极有用的物质，不但能帮助青年之生长发育，还能制止衰老。这便是两性的激发质。此处不便作过长的申说。[①]

**输导精液的机关**——次要的导精管，在副睾丸中的导精管，上节已经说过。主要的还有两种：其一是输精管，另一是储精囊（图90）。

最初，导精管出了副睾丸的尾部，就算是输精管的范围了。输精管长约40厘米，直径2毫米。出了副睾丸之后，伴着精巢的悬带向上进入腹腔，再绕一大弯，伸入膀胱之下，始与储精囊相接。看了第90图自能明白。

储精囊是积储精液的场所，形似两个长形的囊状物，与胆囊相类似；每一输精管旁边都有一个储精囊。它们的位置正在膀胱之下。有时因为膀胱积尿太多，储精囊受压迫，易于遗精。

壮年人的储精囊长可60毫米，宽15毫米，厚6毫米。但至老年精虫发育衰微，储精囊的体积又自减缩。倘使用刀剖开此囊，即知它的内部隔分成许多似断非断的小格或小巢。这不是别的什么奇怪的大不了的东西，这是储精囊中曲管的切面观而已。因为这囊原由输精管卷曲成功的，它的四壁结构状态完全与输精管壁无异。在剖面上所见的那些不甚完整的间隔，就是卷曲的折痕。每个储精囊都有

———————————

① 《科学的生老病死观》第八章：《返老还童的实验》，朱洗著，商务印书馆出版。

一根只有20毫米长的导管，名注射管。在必要时它能倾注其内部之精液于尿道之中（图90）。这部分的输尿管的两旁还有别的附属腺，如摄护腺、库柏氏腺等，留待下节再谈。

精液出了注射管之后便进入尿道之中。我们在这里要特别注意，男人的输尿的管子和输精的管子到了末端便融合成一根共有的管子，名曰"生殖输尿管"，又名"尿道"，一直达到阴茎末端为止（图89）；但在妇人的阴道中，排尿的出孔和生殖的出孔是分开来的。

现在我们还要乘这机会来申说一下尿道的结构，因为它是建造阴茎的基轴，而阴茎本身则为男子精液的注射器，为生殖的必要工具。

在初生的男孩上，尿道长共5～6厘米。成年时，可达20厘米。一般解剖学家又将它分成许多部分。基部接近摄护腺的部分，长达3厘米；前部一直到阴茎顶端为止，再没有别种附属的器官了。但它还可分为两部：膜质部和海绵质部（图89）。膜质部是在阴茎之内方，海绵质部则通至阴茎本体之中。

**男子生殖器的附属腺**——所谓腺体，就是能够排泄或分泌产物的器官。如口腔中的唾液腺，即是口腔的附属腺，它的排泄物有助于咀嚼和消化的作用，这是一般人所共知的。男子生殖器上亦有许多附属的排泄腺，它们的排泄物混在精液中，一同排出，对于生殖亦有帮助。最主要的要算摄护腺、库柏氏腺和若干细小的还未有特别名称的小腺，都附着于尿道的两旁，在排泄精液时，它们各由其导管将所产的排泄物注入尿道中，使与精液相混，一同排出。

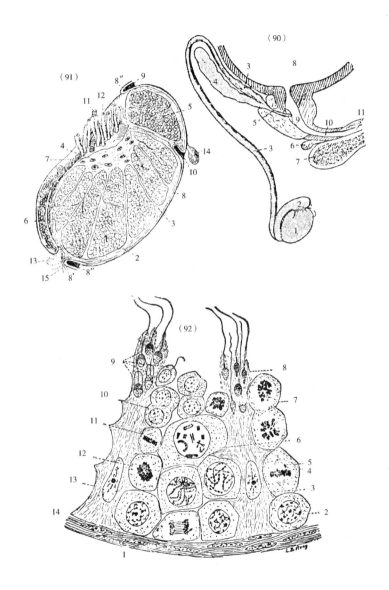

插图第十四幅

# 插图第十四幅图解（图 90~92）

这一幅图表示精巢的结构及精虫诞生的实情。

90. 男子生殖器略图：1. 右边的精巢；2. 副睾丸；3. 输精管；4. 储精囊；5. 射精管；6. 库柏氏腺；7. 阴茎之基部；8. 膀胱；9. 摄护腺；10. 尿道之膜质部；11. 尿道的海绵质部。（录自 Quillet 的《医学百科全书》）

91. 精巢之剖面：1. 精巢内之小格；2. 精巢之外壁；3. 精巢内之间隔；4. 海毛尔氏体；5. 副睾丸之头部；6. 副睾丸之尾部；7. 副睾丸之体部；8、8'、"8. 阴囊之外叶；9. 外叶腔；10. 副睾丸以下的盲囊；11. 精巢动脉；12. 精巢静脉；13. 输精管（在切面之后）；14. 马尔光尼氏体；15. 精巢之悬带。（录自 Testut）

92. 生精管的横切面之一部（放大 900 倍），可见精虫诞生的状态：1. 正在分裂的精原细胞；2. 长大的精原细胞；3. 一级精母细胞；4. 正在分裂的一级精母细胞及其性染色体（5）；6. 行将分裂的一级精母细胞，它的核中各对染色体非常清楚（在每对中，一个来自父性）一个来自母性）；7. 新分出的二级精母细胞；8. 成熟的精虫；9. 未成熟的幼精虫；10. 将成幼精虫的二级精母细胞；11. 正在分裂的二级精母细胞，12. 一级精母细胞正在分裂时的横切面；13. 萨尔多里氏细胞，只能营养精虫和分泌性激发质；14. 生精管之外壁。（录自 Arey）

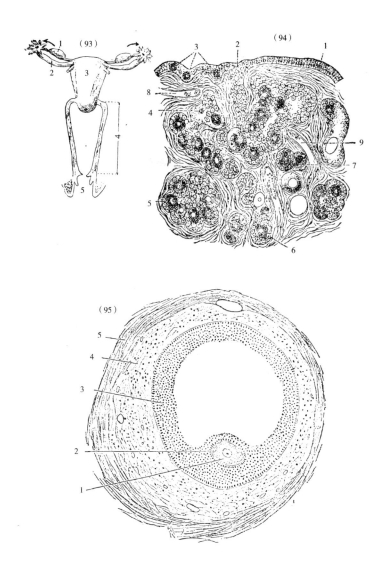

插图第十五幅

# 插图第十五幅的图解（图 93～95）

这一幅图表示妇人的生殖器官的概况及卵的发育。

93. 妇女生殖器的略图：1. 卵巢（指示表示卵出巢后所走之方向）；2. 输卵管；3. 子宫；4. 阴道；5. 阴唇（在最内者为处女膜上之口门，其次为小阴唇，最外的为大阴唇）。（录自 Testut）

94. 新生女婴孩的卵巢之剖面；这里已经准备着各种等级的卵球：1. 生产卵之原始细胞的上皮组织；2、4、6，内入的生卵组织；3. 最初的卵球；5. 最初的卵囊，内已有卵；7. 单独的卵囊；8 和 9. 卵巢中的血管。（录自 Waldeyer）

95. 八岁女孩的卵巢中最大的卵囊之切面（放大 90 倍）：1. 卵球，中央有卵核，外力已有放射区；2. 包于卵外的附属细胞；3. 卵囊腔周围之附属细胞，将来卵产出后，就是这些细胞移入内部，构成黄色体；4 和 5. 卵囊内外二膜。（录自 Bremer）

摄护腺的名字和位置我们早已知道（图89、90）。它的形状因年龄而变更。在童年时代，生殖器未臻发达，它的形体甚小，肉眼几不能见。到了将近成年，它随生殖器官而发达。青年人的摄护腺形如栗子。但在老人身上，此腺体积非但不自减小，而且反有增进，体积能增至鸡蛋一般大。摄护腺只有一块，它的产物由许多小孔注入尿道之中。摄护腺好比精液的汇合点，因为在某种情境之下，它旁近两个储精囊中的精液会被压迫而汇集于其中。再混着它的排泄物，后来一同倾注于尿道之中。

摄护腺中所排出的液体，白色有如牛乳似的，有黏性，能牵丝，微带酸性。这种液体要待泄精的时候才能排出，平时是不可能的。泄精时，前阵流出之白色精液含此液成分特多。

库柏氏腺（为 Méry 所发现，故又名 Méry 氏腺，图89~90）身材更小细，共有两个腺体，沿着尿道之膜质部，左右分列。各导管运输其排泄物至于尿道中。这是一种几乎透明的液体，与鸡蛋白相仿，也是加入精液之中。它的发育也与生殖器的发育同时并进的。

综上所述，精巢中所生的质地比较纯净的精液，在输导程途上，逐步吸收了别的排泄物。其中有的来自副睾丸中，有的来自储精囊中，有的来自摄护腺中，有的来自库柏氏腺中，有的来自其他更小而无名的腺体中。结果后来的精液便被冲稀，没有本来的那样浓厚了。

说起精液的成分，水约90%，有机物质占6%，无机物质占4%，此外，还有多种酵素混杂其间能使其凝固。

**男子的交接器**——男子的交接器又名阴茎。它的形状、作用谁都知道。① 在这里我们只是申说一下它的变硬、强直的机械原理。

要想明了阴茎勃起的道理，必先约略了解这一器官内部的结构。这是尿道末端、四壁特别膨大的部分。它的内部结构非常复杂，数千言的叙述也不能使人了解。在我们的立场上，只有概括到一句来说：它的内部正常时藏有许许多多的隙窦，非常疏松，极有伸缩的能性。待到春情发动后，这一器官充满血液，即自勃起，准备射精，完成其生产子女的天职。

通常雄体看到雌体的形状，或嗅到雌体的气味，心有所动，血液即聚汇至交接器的隙窦中，使之膨胀，阴茎即能成为强直的状态。此外如机械的摩擦亦能得到同样的结果。这是一般动物的公有性，人类不能例外。但是人类智识比较发达，生活习惯比较特殊，故又有若干特有的刺激因素，例如看淫书，看淫画，感芳香，或仰体而卧，或被褥过暖，或尿胀……等等心理、化学或机械的动作都能引起强直的状态。这都是常识。

老年的人失了强直的能性。

有的病态的强直可以延长数日，或数月之久。

---

① 交接器不是人类所独有的。在许多卵生的脊椎动物（如鸭鹅等）中，媾器平常留在体内，只是性交时才露出体外，伸入雌体阴道中，作为射精之具。兽类都有交接器。它们的形状亦有种种。人类的和驴马的交接器形如圆柱，前端稍形膨胀。在大多数反刍类上，阴茎前端略较基部尖细：羊上尖细的部分更长；猪的尖端稍弯曲；猫的交接器形如锥并有许多刺形的突起，狗的媾器前方有两个膨胀部分，故交接时在强直状态未消以前，不易取出。兽类在交接时，生殖器常能伸进子宫颈，故一次即能保证其受孕。人类则不能。

144

鸦片烟、木钱素（Strychnine）、育印皮纳（Yohimbine，南非洲产的一种茜草科植物名 Pausinystalia Yohimba 中的一种碱性物质）都是助成强直的有效药料。后一种药物，只须千分之五克，注入皮肤中，即能使不能强直的生殖器勃起变为可能。

反过来，说到压制强直的药物。古希腊名医加利益早就用铅片缚于患交接器强直病者的腰部。此法在欧洲中世纪颇为通行。樟脑亦有抑制的效验。新近的医生都用溴化钾、溴化钠、溴化铔等，皆为有效的灵药。此外还有多种毒品亦有暂时压制、或永久消除强直的效果，这里不能一一备述。

总之，男子方面的生产准备：第一要有精虫和适当的精液，第二要有健康的交接器，能够强直；交合时，可以将自己的精液射入女子的阴道或子宫颈中。这两条件缺一不可。有的人精巢有病不能产生精虫，固然不能生产（虽有完善的交接器）；但是有的人精巢完善，很能产生精虫，只因外方的媾器不能变硬，不能交合，无法射精，亦是不能达到传种的目的。

## 三、女子生殖的准备

两性生殖是高等动物的公有性，但生殖的方法颇有不同。有的动物，如鱼（也有少数例外），如蛙，雌体将卵产于水中，雄体也将精产于水中，它们互相混合而受精，而发育，而产生后代。这是体外受精的动物。有的动物虽然卵生，但雌体之卵必在母体之内接受了精虫，先开始发育，然后产出体外；再在适宜的环境中，竟其发育之全功。这便是在爬虫类、鸟类和最下等的哺乳类，如鸭獭、针鼹等也是。这是体内受精的卵生动物。

至于高等的哺乳类，它的胎体不仅一定要在母体之内受精，而且一定要在母体之内经过全部的发育。这便是胎生的动物。

人是兽类之最高等者。胎儿与母体的关系至为密切。这里孕育子体的器官，名子宫。子宫为一切胎生的兽类所共有，形状结构又大致相同。

妇女的生殖器的具体形状有如第93图所示者。最重要的部分要算卵巢、输卵管、子宫、阴道（腔）和阴唇；在处女的阴唇与阴道之间，隔有一层薄膜，名曰处女膜。

我们在前面已经粗粗说过男女体内的生殖器在两个月的胎儿上已经开始分别，到分娩的时候，什么都已变好，后续只是增长其体积而已。现在我们且将这些重要部分，分别申说于下。

**卵巢**——在初生的女婴孩上，她的卵巢身材与同时的男婴孩的精巢相仿佛，最大直径大约是 10~12 毫米。最稀奇的，而又是我们应该知道的，就是初出世的女孩的卵巢中已经包藏着许许多多少年的卵细胞①；她们自身正在吸奶的时候，仿佛暗暗地已在那里准备下代，准备自己做人家的母亲了。但是这些早期准备的卵细胞，在未达成熟以前——在婴孩出世以后几年中，必然要死去一大部分。

妇女在幼年时期，只做准备生卵的工夫。实际产卵的

---

① 有人大约计算过女孩最初准备了近 7 万个卵；但至八岁时，只剩 4 万个了。待到成熟，可以产出的，只不过两三百个左右。所以雌雄生殖细胞在数目方面简直不能比较的（男子每次泄出的精虫有 2 万万以上）。

时期要待到十三四岁以后。当时她的身体发育到相当程度，才正式开始生蛋。这便是春情发动的时期。这时候，卵巢体积也大大增进，形如桃核，重可 7 克（图 96）；内部已经准备很多的卵球；产卵开始，月经亦开始。①

　　关于人卵的变化，我想只要参看二个插图就能使阅者明白它的大概。第一个图形（图 94）表示新出世的女孩卵巢的切面。在这里，我们已能见到各种等级的卵：愈是接近边缘，愈是幼稚，形体亦愈细小；愈是深入内部，则形亦较大。第二图（图 95，放大 90 倍）代表一个八岁女孩的卵巢中所见的最大的卵球。这时候它的形体已经增大，四周包有许多层的附属细胞；它们有营养卵、保护卵的作用。这些附属细胞连合起来就构成一囊，卵则安居其内，再连同外方厚层的细胞，名曰卵囊，或格拉夫氏囊，（意在纪念他发现兽卵的功劳）。在这图上，我们很明白地可以看出当时的卵体，比较它周围的保护细胞（因放大倍数还不够多，所以这些细胞间隔不显；它们的核只以黑点代表之）已大得很多。从前格拉夫既误认卵囊为卵的本体，无怪其在输卵管中所见的真正卵体较小于卵巢中所见者。这卵囊体积最初自 50/1000 毫米，后来扩大到 2 ~ 3 毫米，亦竟有达 10 毫米者；内部充满液体，名曰卵囊液，这是早就有人

---

① 世界最幼年的母亲：——秘鲁国都，爱斯哥美尔（Escomel）教授新近有一报告，谓该地一小女年只五岁零八个月，现已经生产。这母亲本人生于 1933 年 9 月 27 日。她年方八个月时已来了月经；四岁时，乳房已发达，下部且有长毛。本年（1939）5 月 14 生一正常小儿，重 2700 克。此儿由外科手术取出。现母子皆健全。只因小孩神智幼稚，故父亲究系何人，尚在未知之例。这一消息（见法国医报 La Presse Médic- ale）倘使可靠，则人类生殖的能性可自五岁开始，与猴类相似。

见到的。而其内部真正的卵体不过2/10毫米。内外相差之远，盖可想见了。女子通常每月只有一个卵球达到长大成熟之期，但间时亦会有两个以上的，这便是假双胎和多胎的来源。（真双胎则由同一卵中分出，不在此限）

待卵囊身材达到极度的时候，它便将该部卵巢壁向外隆成突起。这突起部分之外膜薄而透明，又毫无血管。将来有一天（即卵成熟之后，离开卵巢时），因为它内部卵囊液愈积愈紧张，此膜终于破裂；卵球即随此液溜出卵囊，离开卵巢，这便是体内产卵的现象。

卵脱离卵巢之日究竟是在月经以前、以后，还是同时？说者不一，大概是在月经以前——在两次月经之间为最平常。但亦能因妇人的生理习惯而有变更。

卵产出之后，卵囊中过去那些黄色液体（附有Lutèine）流出之后，卵囊内部空了许多。因为这里空间有余、养物丰富的关系，卵囊四壁的细胞便乘机进入其中，孳生繁殖，很快地就构成一块质地相当坚实的黄色组织，内含许多白血球和脂肪细胞等，名曰黄色体。所以当人检查兽类或人类卵巢中黄色体的数目，即知上次所产的卵数，因为黄色体就能间接代表成熟卵囊的遗迹。有些生理学家以为黄色体能够分泌有刺激性的物质，对于妇女子宫的膨胀流血（月经）都有关系。关于这一问题，我们留待本丛书中之另一著作上去讨论。[①] 现在只须知道妇女的卵球出了卵巢之后，在它所留的空位置上，必然生出一块黄色组织，而此组织经过一次发育之后，又自退化；但在怀了孕的妇女上，它能继续存在到分娩以后才趋消灭。

-------------------

① 《雌雄之变》。

148

**输卵管**——输卵管系法罗普所发现，故称法罗普氏管。它的内端有漏斗形的器官，其出口开于卵巢相近处，以便承接出巢之卵球，再将它导至子宫中（参看图93、96）。我们在前面讨论受精问题时说过，人卵受精的大概地点是在输卵管的上部，现在看了第96图之后大家便会知道，这所谓上部就是与卵巢很接近的部分。至于子宫的大概形状亦已表示于此图中。

成年妇女的输卵管长达12厘米，直径约4毫米。但是接近卵巢的内端比较膨胀。说到它的漏斗器的结构也是很值得注意的。它的实际形状，有如一朵裂瓣的牵牛花（图96—6'）它的中部有一小孔，通到输卵管中。这分裂的花瓣数目大约10～15枚。每瓣长约10～15毫米。但其中亦有一瓣特别伸长——沿一韧带伸达卵巢，与彼相连（图96—7），接卵更觉方便了。这一类精巧的装置，古代的学者那种粗浅的观察，怎能发现呢？这样的导卵方法，虽是巧妙异常，但仍是不能保证万无一失（况且输卵管的地位，方向很有移动的可能）。妇女的已受精或未经受精的卵，不得其门而入，流亡于体腔中者，仍是不在少数；倘使产卵之时，适逢性交，这自身毫无移动能力的笨物被冲、被压、被逐而走入歧途，流亡别处者，更是难免的。

**子宫**——因为是孕育子体的场所，故名子宫。不独人类，且为一切胎生兽类所共有。子宫形状，常因种类之不同而微有差异，然其作用则全相同，实为胎生动物孕育子体不可缺少的机关。我们之中，谁都住过这一个未出世以前的摇篮，所以认识自己的故宫确是非常必要的智识。

子宫的位置适在骨盆腔的中央，有人将它的形状比作尖顶的梨子，有人将它比作一个小小的牛头。牛嘴就是子宫口，牛面就是子宫颈，牛角就是输卵管，牛口腔就是子宫颈腔，牛的咽头就是子宫腔。子宫的位置全靠六条韧带（两条扁带，两条圆带，两条荐骨带）将它于骨盘的骨壁相连。这些韧带既然能伸、能缩，所以子宫的地位并不是固定不移的。子宫位置若不正常，子宫口的方向即将有偏有斜，则对于接受精液的效能大有妨碍。有的妇人什么都健全，就是因为子宫偏倾，使其无法接受精液，以致求子不得，天伦之乐全部丧于几根不稳健的子宫韧带之上！这样的缺点本来很可以用注射器将精液由曲径射入子宫中，使卵受胎（即人工受精）。但多为习俗所桎梏，患此缺点者不敢破面，不愿接受科学的新贡献。

子宫本部为圆柱形（图96），它的前部接着阴道（或腔）。子宫前端突出于阴道之中者，称谓子宫颈。后部为子宫体。

在这里，我们还要附带说明，妇人的子宫在正常时候，只有一个，位置也颇适中，但在畸形的时候，亦会分成左右两房（另名两角），各房皆有一出入口。此种畸形的配置，在若干兽类（如鼠兔）上，则为正常的形态。下等的兽类（如袋鼠）的阴道也分隔为二房的。所以许多进化主义的学者便得出结论：子宫本体原由左右两输卵管之后部接合而成，它本来是左右对称的，阴道或许亦属同样。

没有生产过的妇女子宫体形较小，长约66毫米，宽约4毫米，重约40～50克。但生产过以后的子宫，其长能达77毫米，宽可50毫米，重可60～70克。

子宫在人体中正常的位置究为如何？

这是解剖学家们争论得最厉害而未有圆满解决的难题。主要的原因就是我们刚才所说的各类维系它的韧带常有松

150

紧的变化。所以法国有名的解剖学家（Testut）说：子宫可以完全直立，可以完全横立，可以在直立与横立两极端位置之间，表现一切过渡的位置。子宫的本体可以受些微外力压迫，移向前方接近膀胱，或移向后方贴近直肠。但是它的最普通的位置总是卧在膀胱之上，其最长中轴朝向前方，如97图所示。孕妇大小便次数之多寡对于子宫的压力有连带关系。

子宫颈为子宫前方之一节。第98图表示子宫及其颈部的纵切面。颈部也是圆柱形，前端四周连着阴道之四壁。那自由突出于阴道之中的部分名曰子宫嘴，其出口名曰子宫口。在没有生产过的妇女上，子宫口是圆形的，有如钻孔（图99）。产过第一胎的，即变了原形，成为一条横缝，两角反是宽阔（图100）；产过许多胎的，更加扩大（图101）。看到这些图形之后，阅者自然会知道处女受精比较困难，因其子宫颈之出口过于狭小之故也。

入了子宫颈口，则为子宫颈腔。该腔前后两壁上生有许多斜列的筋肉突起，前人亦有名之为生命树者。

穿过颈腔，即为正式的子宫腔。处女的子宫腔长（直立之长）约45毫米；在生产过的妇女上能达55～65毫米。在平常时（没有怀孕的时候），子宫腔只能容纳3～5立方厘米之液体。

子宫四壁甚厚，可分三层。外方包有一层浆膜。内方主要的部分，则为筋肉性的组织所构成。这些筋肉组织又能分作三层：各有其排列的方向。外层筋肉为许多板条体所构成，有纵列，有横列，亦有交叉排列者。中层最厚，由许多丝条纵横交错而成一结构疏松的组织；内含许多腔隙，为静脉管的居留处，名曰子宫血窦。最后第三层，这

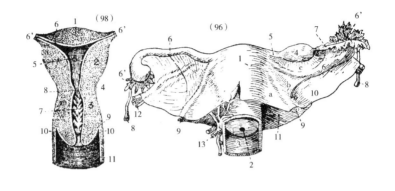

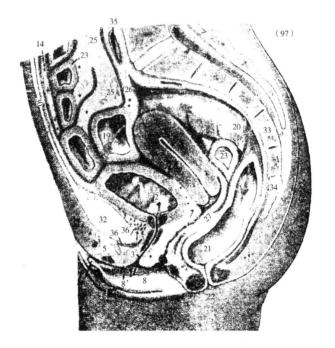

插图第十六幅

# 插图第十六幅图解 （图 96~98）

　　这一幅图画表示妇女生殖器实在的结构及其剖面的形态。

96. 妇女生殖器的全图：1. 子宫，它外方包有腹膜；2. 子宫颈及其颈口；3. 阴道，它的上壁已剪去；4. 左边的卵巢；5. 卵巢与子宫间的韧带；6. 输卵管及其漏斗器（6'）；7. 卵巢与漏斗器之最长裂瓣以及它们中间之连索，亦即卵出巢后应走之通路；8. 摩尔格尼氏体；9. 子宫之圆带；10. 子宫之扁带（a、b、c 是它的前、中、后三翼）；11. 扁带之在后方者；12. 通子宫和卵巢的血管；13. 子宫血管。（录自 Quillet 的《医学百科全书》）

97. 妇女身体下部之纵剖面，可见生殖器的天然位置及其与别种器官的关系（此图应与 89 图互相此较）：1. 膀胱；2. 尿道下孔；3. 尿道；4. 阴核；5. 阴核之左根；6. 子宫；7. 阴道；8. 阴唇（8'. 小阴唇，8". 大阴唇），12. 尿孔；19. 结肠的切面（指矢表示肠的方向）；20. 结肠之后部；21. 直肠；22. 肛门；23. 小肠之断面；24. 肠网膜；25. 肠膜及其神经结（25'）；26. 耻坐骨部的中结肠；27. 直肠与阴道中间的肓囊；28. 膀胱与子宫中间的肓囊；30. 腹壁；31. 阴岗；32. 耻骨之缝合；33. 荐椎骨；34. 尾椎骨；35. 坐骨最初静脉；36. 桑多尼氏静脉纲；35'. 阴核静脉；37. 荐部动脉。（录自 Quillet 的《医学百科全书》）

98. 子宫之剖面观：1. 子宫底；2. 子宫侧壁；3. 子宫头；4. 子宫与阴道中间之细腰部；5. 子宫腔；5' 子宫腔之侧壁；6. 子宫角及其

153

通输卵管之部分（6'）；7. 生命树；8. 子宫之内口；9. 子宫之外口，即颈口；10 和 10'. 阴道之侧囊；11. 阴道。（录自 Quillet 的《医学百科全书》）

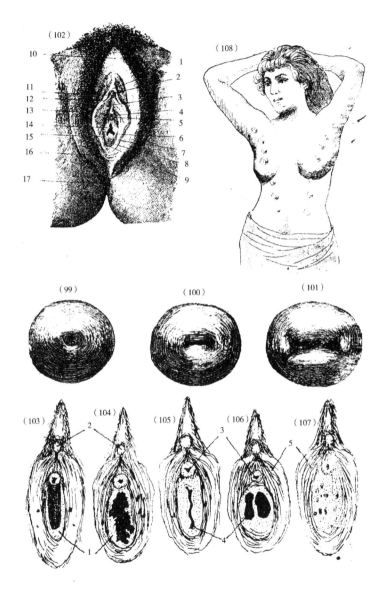

插图第十七幅

# 插图第十七幅图解（图 99～108）

这一幅图表示阴户的外观及发现乳房的地位。

99. 未经生产的妇女之子宫颈口。

100. 生过一胎的妇女之子宫颈口。

101. 生过多胎的妇女之子宫颈口。

102. 处女生殖器之外面观（大小阴唇都展向两侧）：1. 阴核冠；2. 阴核；3. 两小阴唇中间之小岗；4. 尿孔；5. 斯开纳氏孔；6. 巴氏孔；7. 处女膜；8. 处女膜下方的下陷；9. 下阴唇；10. 大阴唇之上边；11. 阴核与大阴唇中间之纵岗；12. 阴核与小阴唇边缘之纵岗；13. 大阴唇；14. 处女膜上之阴孔；15 小阴唇；16. 连接部；17. 肛门（录自 Ro viére）。

103～107. 表示各种处女膜的形式：1. 处女膜；2. 阴核；3. 尿孔；4. 处女膜上之出孔，即阴道之外口；5. 小阴唇。（录自 Quillet 的《医学百科全书》）

103. 新月形的处女膜。

104. 多缺刻的处女膜。（录自 Luschka）

105. 分叶的处女膜。

106. 双孔的处女膜。（录自 Roze）

107. 多孔的处女膜。（录自 Roze）

108. 该略图表示胸腹面能发生乳房的地带。（录自 Williams）

156

内层的筋肉也有许多板条体，绕着子宫三个通孔（两个通输卵管，一个通外方）之四周，作环状排列颇有规则。在它们中间又有若干连络的丝条，以资连接。子宫上所有的筋肉（或说肌肉）完全是平滑肌，故不能自主运动。肌外皆包有一层结缔组织的外鞘。

说到子宫腔的内壁，布有一层黏膜组织，它与输卵管内壁之黏膜相连接。但是这层黏膜的结构，愈近子宫颈，则其形态又愈改变；到了子宫口，它的形状便与阴道中所见者颇相接近了。子宫的黏膜为微白带微红色。它的表面开有许多排泄腺的出孔，常有胶黏性而透明的排泄物由此孔中涌出，人名这些腺体曰子宫腺。这种液体微带碱性，非但可以保持子宫四壁之湿润，而且有利于精虫之行动，足为受精之助力。在月经将来时，黏膜内部的血管因膨胀而破裂即为经水；每次经期约三四天，所流血水约一两百克。

子宫颈中的黏膜色较白，质又较薄，被它内方的筋肉枝（生命树枝）向外隆成突起。这是子宫的大概情形。至于其他若干细小的附属器官，只有对于专门家有用，一概从略了。

**阴道**——阴道（或膣）内接子宫，外通外界，为男女交接时接纳阴茎之用。又为临产时婴孩离开母体时必经之要道。此道为膜质组织所构成，可伸可缩，故宽张之度颇难有定。此道斜列，妇人立起的时候，几近垂直（图97、98）。在正常时，阴道只是一条狭缝，它的横切面的形状，有如横列的 H 字形。阴道长（自子宫颈至阴唇）约70毫米。按理应较短于男子之阴茎（其长通常能达120毫米）。但在事实上，阴茎不能全部伸入其中，故无妨害。但亦有少数妇人阴道特短（只有 40 ～ 50 毫长），那就难免痛苦了。

**阴道之外唇**——阴道外方出口（阴户）两侧皆有两列皮肤的褶皱，名曰阴唇。春情期届，外方阴唇上生长阴毛，与男子阴毛有同样的价值。这外方的阴唇形较大（长 70 毫米，宽 20 ～ 30 毫米）名曰大阴唇；其内方的形较小（长 30 ～ 35 毫米，宽 15 毫米）名曰小阴唇，为阴户之内门。青春时代，大阴唇肥厚；生产多了之后，该部变薄，终于只剩两片薄皮。小阴唇上方交合之处有一细小之突起，则为阴核（与男子龟头上隆体同一来源）。阴核之下则为尿道的出孔，名曰尿孔，即为妇人排尿之所。尿孔之下有一薄膜，即谓之处女膜。在处女膜上穿有小孔，即为阴户之出孔。第 102 图示明妇人阴户上各种器官之大概，惟有对于处女膜应该稍稍加以说明，因为这一问题，在社会上、法律上时常发生很大的纠纷。

**处女膜**——处女膜为人类所独有（猴子和猩猩都没有的）。发育很迟缓（要待四个半月到第五月才发现），形状又极不一致。根据泰斯都的研究，处女膜有多种不同的形状：有的处女膜上的出孔生来就是很长阔，形如手指（图 103）；有的此孔很是宽阔，但形状极不整齐（图 104）；有的只有一条缝，上端分枝（图 105）；有的穿有两个大孔（图 106）；有的穿有许多小孔（图 107）。有的女孩生下便没有处女膜的。有的仅仅一点新月形的痕迹（图 103）。有的处女膜质厚而韧固，强健的阴茎也穿之不破，成为性交和受精之障碍，非用外科手术将它剪破，否则阴茎不能入户，永远不能生殖。有的处女膜质地较薄，但伸缩性甚强，可以容纳阴茎，而仍不致破裂。皮亭（Budin）教授检验过 75 个第一次怀孕的少年妇女，其中有 13 个，她们的处女膜并未破裂。

看到这一类事实之后，我相信阅者自会知道：专凭处女膜之破裂与否，作为评判妇女贞与不贞的基础，这是何等危险的事情！法庭上的医生若只知其现有的现象，作成报告，这又是何等不可靠的报告！有时会是全与事实不符的报告！

地球上有的民族，厌恶这层无用的障碍物，或由生母将它除去①（如巴西的若干印度人），或请专家裂开此膜（如阿拉伯人、埃及人）；有的民族甚力保存这张无用的薄膜，以为是贞洁的保障（如回教徒、耶苏教徒等）。中国人大概亦欢喜保存此膜的。

其实，在生理方面说，处女膜的存在，的确是害多益少。这膜既然不能作为保持贞洁的标准（其实贞洁保持又有何用？）；那么，它只有裹着经期的污血，阻其外出，贻病菌以良善的发育环境，以致若干处女患萎黄病甚剧；结婚之后，赖男子的相助，破除此膜，阴户大开，病原即无充积之所；病根一除，健康随即恢复。（按美赤尼科夫的意思）

关于妇人的生殖器本身，上文已经有一概要，不再详述了。我们还要乘这机会说一说与生殖准备有连带关系的器官，这便是妇女的乳房。

**乳房的发育**——乳房的位置虽与生殖器官相差甚远，而且它的本身毫无生殖作用。但在喂养子体这一方面说，它便应该伴同雌体其他的生殖器一道研究了。这是一种排泄腺，它的排泄物，能顶替子宫的作用，营养分娩以后的

---

① 美亦尼科夫（Metchnikoff）说中国人有此习惯（见他的 Etude sur la nature bumaine，第五章，106 页）。但我并不知道。

子体。亦可说是育儿不可缺少的器官。

卵生动物无乳房。胎生的兽类都有乳房，借以养育幼子。人类的乳房更加显著而重要。

在兽类里，乳房的数目有多有少；通常总与雌体每胎所怀的子体数目相近：每胎子数愈多，则其乳房数目亦愈多（在北半球以猪为最多）；子数愈少，乳房数目亦愈少（如人类）。

人类的乳房通常生于胸部的两侧。但间时亦有见到乳房全缺，或只有某边一个乳房的妇女。有的只有乳房而无乳头。有的妇人有四个乳房（或更多），都有排乳作用。我国相传周公四乳；这种事实在欧洲亦有见过，故知其并非完全虚构。我们借用威廉斯（Williams）的模式图，表示人类的胸腹两侧都能发现乳房，至多者可达七对（图108）。不过这一略图又不能将人类上所有畸形全部表出；因为在人类上，已有许多事实告诉我们：乳房不但可以增生于胸腹部，而且可以存在于肩膀上、背上、大腿之内外方和大阴唇上。这些位置的移动，初看似觉可笑，而又可疑；但究其来历，便知乳房本由身体表面的皮脂腺（或汗腺）变化成功的。这些腺体既然遍布全身，又何怪全身各部都能作为乳房的发祥地呢？但这都是一些不常见的例外。通常无论男女都只有两个乳房，位于胸部之两侧。在男子身上没有女子上那样发达。

童年时代，无论男女，乳房都不发育。待到春情期，乳房忽然与生殖器一同开始增大。在青年妇女，乳房发育完成的时期，其直径约13厘米，高约5~6厘米。怀孕之后，乳房逐渐增大，乳头亦渐变黑。分娩以后，正式分泌乳汁，形体益加变硬，变大。妇人到五十左右，生育终止，月经停顿，乳房亦趋衰落，形体亦自萎缩。

乳房的形式大致可分成三类：有的是突出的梨形的、有的是扁的、盘形的、有的基部反是细小如柄。

妇女乳房的体积不但因人种而异，而且会因生活习惯而不同。通常生于热地、大陆、湿地的妇女，其所有之乳房必较生于寒地、干地和山地者发达。妇人本身的体格与乳房之大小又无关系；根据一般的观察，乳房的大小非但不与身体之大小成正比例，而且是正相反的：高大、魁梧的妇人，胸头反是扁平无突，她们的乳房反是不如矮弱而充分表现女性者发达。但是我们又要知道乳房的大小，高低对于其所分泌之乳量又无多大关系。有的妇女，乳形并不怎样巨大，但是产乳反是丰富，营养价值又高。

有些医生感觉到乡村妇女产乳通常总较城市妇女丰富，这与运动、空气和植物性的食料都有关系。

泰斯都觉到妇女智识程度愈高，乳房愈不发育，产乳量愈加微弱，愈不够养育其子女。所以他说："将来定有一日，人能知道脑的作用与两性的作用好比是天秤上两方均衡的法码。增加这一方面，便不能不损害另一方面。"

西纳底（Sinety）还根据有经验的医生和产科学专家的报告，相信用人造的乳瓶和橡皮的乳头养育幼孩的习惯推行之后，妇女的乳房必因不常使用而形收缩；数代之后，将见退化到不成样子。泰斯都又写道："我们很有理由设想，城市里的妇女，倘使再继续若干世代，不以自己的乳汁供养自己的孩子，将来必有一天，她们的乳房——至少她们的乳腺——会减缩到极细小的程度，会与目前的男子所有者相仿佛。"

我们中国的所谓"新式的"妇女们，专想用代乳粉和牛乳替代自己的乳汁，养育子女者，读此当作何感想？

孩子既然已生出，便应该自己养育。当我看到若干"新式的"妇女们（时髦的妇女们）生了儿子，立即想送回老家，用代乳粉或请奶妈替她喂养；她自己可以自由、自在，清清脱脱跑电影馆、游戏场，过着新式享乐的生活，我的头脑里立即又想起法国新近出版、思想比较前进的一部医学百科全书中，关于育婴一章上有一段的文字，它的大意如下："当人看见某一妇女替另一妇女养育婴孩的时候，立即可以想起这里有两个有罪的人：一个是自己生了孩子，叫人家代她养育，自己不愿担任天赋的责任；一个是弃了自己的子女，去代人养育不应养育的孩子。"

这一段话，我认为可作一般所谓新式妇女们的参考。

说了这些我们认为必要的劝戒之后，应该重新返到乳房上来而观察其内部的结构。

乳房内部真正分泌乳汁的组织，名曰乳腺。乳腺先由许多囊形的小腺体集合成簇，并有若干导管将各囊所排的乳汁由乳头上若干小孔中排出体外。排乳孔的数目以 12 至 20 为度。

最后，男子的乳房虽是毫无作用，亦应在此略加注意。

初生的婴孩，不论男女，他的乳房已能分泌乳汁。方出世的婴孩有时因为乳房积乳过多，因膨胀疼痛而嚎哭；待人将他的数滴白色的液体挤了之后，便能安眠了。可知在这时候，男女的乳房并无丝毫的分别。

待到十三四岁或十四五岁，春情发动时，男女的乳房都要开始发育，开始膨胀。唯有女子上的发育能够继续进行，抵达完全而后已。男子上的发育方开端即行停顿，也算是永远停顿了。

达尔文曾认为史前的人类，男人亦能以乳哺儿的。这种推想确有几分近理。目前也有若干精细的观察家，证明有时做父亲的，在必要时也能以自己的乳头放在婴孩口中，使其吸吮，以免啼哭；这样日子多了之后，真的亦会发现乳汁，有时亦真的能够产生相当多的分量。〔据亚里士多德、圣希兰（Ceoffroy Saint-Hillaire）、牟拉（Murat）、柏底西爱（Patissier）、哈姆菩尔特（Humboldt 等）。

## 四、结　论

这一章文字，其实只是继续第三章，追究产后婴孩的发育及其抵达成人的经过。我们知道在人类生长的长期旅途中，首先增进一切维持本体生命不可缺少的器官，足以适应自然界中万千不测的危险和需要。待到身体上消化的、营养的、获食的，自卫的器官长到相当限度的时候，童年的男女便各自准备生殖的器官，准备生产后代。所以有人说：生殖是生长过剩的结果。这话实在颇有道理。这一类准备的工作可分成四类：第一类是生殖细胞的准备；第二类是两性交接器的准备（使得精虫与卵得到接合的机会）；第三类是孕育胎儿的器官的准备（这便是子宫）；第四类是养育初生婴孩的机关的准备（这便是乳房）。在此四类准备工作中，前两类男女有同等的辛苦，后二类完全是母性的工作。所以在生产和抚育两方面说，父母所担负的劳苦的确是很不平等，母性比父性要劳苦得多。

# 结论与展望

一切高等生物，不论他的寿命能够怎样延长，终于难免一死的。倘在未老未死之前，不自生育子孙，不自预备后代，种族迟早必有灭绝的危险：少则几个月，多则也只有数十百年，或甚至数千年。所以生产是传种的必要条件；而生殖的机能又与营养、生长的机能有连带的关系。这都是生物的公有性；我们人类既属于生物之一种，当然不能列于例外。

看了以上几章文字的阅者，倘能将我们所记的事实，加以揣摩研究，或许有人会感觉到：所谓万物之灵的人类，用了这许多的力量，受了这许多的苦痛，结果只生这少数的儿女，真是得不偿失，真是太不合算，真是太不适于生存了！——你看那些小小的动物生子动以万计；父母也不用这样费力，而子孙倒反是很容易繁衍的！近些说，例如我们常见的牲畜，如猪，如狗，老鼠更不必说，它们的母亲生得又快、又多，料想它们一定没有我们人类这些难受的痛苦，而其所生的子女，不久就能自由行动，自由觅食；看护的工夫也省了许多。我们人类既聪明，而又伶俐，什么都想便捷，什么都想费力少而产物多；但是在生育这一点上，便不能不自告不敏，而且还要见笑于禽兽呢！

以上这番议论，骤看也许会使人认以为真，实则大谬不然！

下等的生物，尤其是若干寄生物，如人体肠内的蛔虫，每个雌体可产卵6400万之多。许多水栖的动物，如海胆、海参，如鱼类等，也需要生产极多的卵球，才能在广泛的海水中，得到受精的机会；倘使不是这样，它们的后代即有灭绝的危险。

说到比较高等一点的脊椎动物，例如蛙类，它们也是体外受精的。每只母蛙，每年所产之卵数不下数千，但是有的卵根本没有接受到精虫；有的死于蝌蚪时代，有的死于变态期间（即离水登陆的时候），有的为鱼类、鸟类或爬虫所吞噬，有的为干旱所杀害。总之，经过这许多发育旅途中障碍之后，能存而未死的当属少之又少，能达到成年而能生产的，恐怕还不到千分之一二呢！大凡留心田野里的生物情形的人，都能同意承认：在正常的地理环境之下，某一区域内的生物个数几乎能够保持不变的。倘使拿蛙来作个例子，在种稻的区域中，若无水旱之大患，或别种新敌物之摧残，该地的蛙数，五十年以前和五十年以后，应该是不相上下的。这类事实明明白白地告诉我们：一般卵生动物——尤其是体外受精的卵生生物——每年生得很多，但活得很少。大多数的子体统统是未达成年中途夭殇的。

说到最近一些，说到体内受精的卵生脊椎动物，如爬虫，如鸟类，它们的生殖方法，已较鱼蛙进步了。它们雌雄已有交合动作；卵在母体以内受精；受了精之后，母体的输卵管四壁并能分泌出种种有用的物质包于卵外，与卵一同产出；有的供给胎体产出以后的干粮（如蛋白质），有的作为胎体产出以后的保护器（如坚硬的卵壳，壳膜）。有了这些优点无怪它们所产的卵数便大大的减少了。

但是鸟类和爬虫的卵虽有硬壳的保护，但仍难免为别种动物所吞噬；它们的父母有时虽然看守卵子，或以其体覆于卵上，供给发育的适当温度，昼夜不离，孵蛋成为本能，如蛇，如鸡，如鸽，乃是人所最常见。但是幼体的损失仍是不在少数。甚至有些学者还设想，新生代的兽类所以能夺取中生代的爬行动物的隆盛地位，就是因为后者的卵常为前者所喜食，变为它们发荣孳长的上等食料；而前者自己的胎儿，则已妥妥地包藏在母体的子宫中，与母同生同死，不让外物随时摧残，故能一跃而登上动物之优越地位。

这种推测是很合理的。胎生的方法确比卵生优越。胎生动物的胎体完全交给母亲孕育与保护；它们能够泰然发育，既无缺乏粮食的危险，又能避去自然界中千万的敌害，又能不受风雨寒暑之影响，以致其发育有停顿挫折之虞。分娩之后，它们离开母体的初期，父有天然准备好的母乳，供给它们营养；这种物质，不要加汤，不要调味，天然是上品营养料：一切的替代物都比不上自己生母的乳汁！所以兽类之所以能征服一切，不仅得益于胎生，而且得益于哺乳。这已是一切学者所公认的。

人类既是兽类之一种，当然也享受这天赋的权利。人类之所以成为百兽之王，不但是因为胎生和以乳哺儿，而最重要的，还在于他的后天的教育。故人不仅是哺乳的动物，而且是教育的动物。我们固然不能说鸟兽完全没有一点后天的教育，但其程度甚为微弱，若与人类相较，只显其专凭才能行事了。

我们耳目所接触的近世文明，哪一种不是因教育而来、因教育而异的？教育不发达、民智不前进的人类，纵使不

166

立时受人凌虐而致灭种，至少要在奴隶、牛马不如的环境之下，向人家讨生活，这样的生活的确是不能忍受的！

但是教育需要很多的时间、很久的训练，才能生效，多则二十年，少则也要有十余年。那么像我们中国这样既极穷乏而又负债累累的国家，如何能使全国所有的男女孩童受良好的教育呢？

就在这一点上，我想写出意见，作为阅者的参考，便算是本书的结论。

生产本是最痛苦、最耗损精力与体力的事情，凡是生产过的妇女们都能体验得到。在经济力薄弱，社会环境腐败的情境之下，生产愈多，则父母的痛苦愈是有增无减。儿女众多的穷苦家庭中，啼饥号寒的哭声尚无补救的良法，教育二字更是说不上。阅者只要能够留心自己四周家庭的生活状况，便能知道我们中国，不论乡间或都市，皆有很多的父母受了儿女的重累，摆脱不能，负担不得，积劳成疾，早期夭死的，不知凡几。在这种环境之下，倘不自己节制生育，则其所生的儿女，即不因饥寒冻馁而夭死于非命（只看中国婴孩死亡率高出世界上任何文明国以上，就能明白），至多只能得到一些无智识的蠢材。叫他们传种接代，为人牛马，当然很好；若要希望他们建树文化，改进社会，那无异于缘木而求鱼。欧西文明各国（如英国、法国、比国……）人民智识程度愈高，愈不欢喜生产众多的儿女；他们大都在未生孩子以前，就注意到本身所能担负的教育费用，他们很明白生而不教，不如不生！

"多男子"是我国最古的一句格言，但是"养而不教，则近于禽兽"又是圣哲的名训。这两个古训多少有点矛盾。我国大多数的人民仍是偏于生产（生了再说）而忽于教育。

（教不教，似乎没有多大关系！）

这种多产的习惯，在过去长期进化的历程中，或许替中华民族添增了不少力量，使其人口增多，遍布整个东亚大陆，以量战胜一切！但至近代，科学日见昌明，已成为智识战胜一切的世界了。我们对于这种古旧的习惯，便不能不重新加以考虑。欧美日本千万种的事实明白陈列于我们的前面，明白指示我们：人类的文明，要想向上求进，务须继续发展科学，继续改良技术；但是一切科学的智识不是不学而知的先天的本能，乃是因教育训练而来，因教育训练而异的后天智识。至此，我想大家已经可以了解今后的中国，要想挤上文明的队伍中，非从民智的增进、民质的改造不可，换句话说：就是要实行节制生育①，多施教育。

---

① 避孕的方药——避孕的方药亦有多种。市上所售的"她的友"是一种药锭。由硼酸（1克）、乳酸（0.25克）、二硫酸金鸡纳（0.3克）和柯柯脂（5克）混合而成。用法：须在泄精前五分至十分钟，拿此药锭置于阴道之深处。此药不久受阴道之温热，溶成薄膜，封闭其内方之子宫颈口，阻止精虫内入。此药的作用有两种：二硫酸金鸡纳和各种酸类有杀害精虫的功能，而柯柯脂则有杜绝精虫前进的作用。"史班通"是另一种避孕的药片，也由数种杀害精虫的药物，如酒石酸（0.9克）、重碳酸钠（0.5克）和希努琐（1/80克）混合而成。用法：须在泄精前，放于阴道之内；此药立即吸收当地的液体，化成多量的泡沫，充塞阴道之全部空间，阻碍精虫之内入；另外又能挟其药物之力，杀死精虫。亦有人拿以上两药同时并用的。结果或许比较可靠，但仍不是绝对可以保证的。此类药物的缺点就是刺激性颇烈，对于阴道四壁的组织不无损害，尤以初次交合的妇女更难忍受。除出化学的方法以外，还有人用机械的避孕法。即拿一种薄薄的橡皮套子，将子宫颈的前端罩起，杜绝精虫入内；唯处女和多数未破腹的妇女不能接受此法，因其子宫颈之前端尚未充分发达，此帽无充分固着的地位。子宫颈帽的式样亦有种种，大小不一，必须择

其适宜的口径以戴之，才能生效。但亦有人主张用洗涤的方法，在交接之后，洗杀精虫的。洗涤的液体亦有种种：有人只用温开水，或肥皂水（以一块麻雀牌一般大的好肥皂溶于 2 公升的温开水中即得），或用醋水（以 2 汤匙的醋加于 2 公升的温开水中），或用明矾水（以半汤匙的明矾粉末溶于 2 公升的温开水中），或用柠檬质（以 2 汤匙的柠檬质加于 2 公升的温开水中）……等洗涤阴道，杀害精虫。此法甚麻烦，而其结果又未必可靠。以上都是从妇女方面所想的方法。但亦有人制造一种橡皮帽子，套于男子的龟头上，用以包裹其外泄的精液，勿使流入妇人的阴道中。倘使此帽不破，结果很可保障，而同时还能避免疾病的传染。但此法不适宜于新婚的妇人，因其阴户太小，不胜其压迫也。以上各法对于避孕都有若干帮助，但都不能十分可靠，既花钱而又麻烦，决非一般人所能随时利用的。有人主张只以一寸半见方的药水棉花垫子一块（大小与阴道相等，稍过，只有好处），先浸于醋中，用时取出，挤得半干半湿，再涂以少许油脂（或凡士林），尽量将它推入阴道之内，贴于子宫之颈口，用以隔离精液。最后还有一个更简便，而又一钱不花的方法，就是交接时，男子在泄精以前多多留点情，将阴茎抽出体外，勿使精液泄于阴道之中。这后一种方法，只要男子有决心、有勇气，即能于最经济的条件之下，达到避孕的目的。

169